ひと目でわかる

検査数値

改訂第二版

JN045135

東京大学医学部附属病院
認知症センター副センター長

医師　**亀山　祐美**

赤坂山王クリニック元院長

医師　**梅田　悦生**

同文書院

はじめに

　健康診断や人間ドックを受診したことのある方の中に、次のような「困った」経験をされた方はいらっしゃいませんか？

- いろいろ検査をしたけれど、どのような目的の検査なのかよくわからなかった
- 自分の検査数値を見ても、正常なのか異常なのか、よくわからなかった
- 再検査と言われた検査数値について医師に聞いてみたが、今ひとつ理解できなかった

　本書の初版は2018年、上記のような疑問や悩みを持った方々の助けになる本を、という目的で執筆し、たくさんの方にご愛読いただきました。

　それから現在に至るまで、精度や使い勝手の進歩に伴い、少なくない検査が、あるものは廃れ、あるものは新たに普及しました。また、この数年で数多くの検査の基準値が変更されました。これらの事実から、本書の内容を見直し、改訂第二版として上梓いたしました。自分の検査数値がどのような状態なのか、わかりやすく、ひと目でわかる内容になっています。

　通院時にも持ち歩けるようにと、コンパクトなサイズになっていますので、検査内容がよくわからないときなど、その場で本書を確認していただければと思います。

　本書は、大きく3つの章から構成されています。

　第1章では、「健康診断・人間ドックの基本的な検査」

として、公益社団法人日本人間ドック学会などが公表している基本検査項目を取り上げました。皆さんになじみのある検査が多く含まれています。

第2章では、「**病気が疑われた場合の精密検査**」として、オプション検査を取り上げました。厚生労働省が公開している検査項目の中から、臨床の現場で汎用されている検査を掲載しています。1泊2日人間ドックのオプション検査も本章に掲載しています。

第3章は、「**がんを診断する腫瘍マーカー検査**」です。

本書で示している基準値（正常値）は、主に日本人間ドック学会が公表している数値を踏襲しました。基準値は施設によって異なることが多いため、検査会社の基準や公的病院が公表しているものも参考にしました。

自分の検査数値を正しく理解しておくことが、健康を維持しようとする意識や、病気治療への積極的な参加につながります。

ご自身のみならず、ご家族の検査数値を理解しておくためにも、一家に1冊置いていただき、読者の皆さんの健康維持に少しでもお役に立てれば、望外の幸せです。

2023年冬　亀山祐美　梅田悦生

●**基準値について**
　基準値は、医療機関や検査機関によって異なる場合があります。本書の基準値はあくまでも参考値としてお考えいただき、正確な基準値は各機関の数値をご確認ください。

ひと目でわかる
検査数値
改訂第二版【目次】

第1章

健康診断・人間ドックの基本的な検査

第2章

病気が疑われた場合の精密検査

第3章

がんを診断する腫瘍マーカー検査

臨床検査を受ける前に

検査の目的

臨床検査の最大の目的は、臨床診断の裏付けです。

例えば、腹痛を訴えて来院した患者さんに急性虫垂炎（盲腸炎）の兆候を見つけたとき、白血球数が多ければ、「急性虫垂炎である」と確信を持って診断することができます。急性虫垂炎では、炎症が起こると早期に白血球が増加するという特徴があるからです。同じように、発熱があり原因がわかりかねているとき、肝機能検査の結果が極端に高い値を示せば、急性肝炎の可能性を疑い、速やかに対応できます。また、**検査は病気の経過、治療効果の程度を知るためにも必要**です。

人間ドックの主役も検査です。自分は健康だと思っている人の隠れた病気を早期に発見するためだけでなく、健康であることを再確認するためのものでもあるのです。

検査の種類

検査には、次のようにいくつかの種類があります。

- **検体検査**：人体から採取した血液、尿・便、体液、組織などを分析します。
- **生理機能検査**：心電図、超音波、呼吸機能検査、脳波のように身体の機能を分析します。
- **画像診断**：X線を使ったレントゲン検査、CT検査の他、MRI検査、核医学検査で分析します。
- **内視鏡検査**：胃カメラに代表される上部消化管内視鏡検査、大腸カメラなどの下部消化管内視鏡検査、気管支内視鏡、胸腔鏡、腹腔鏡、膀胱鏡、関節鏡検査で分析します。

検体検査とは

　検体検査は、**臨床検査部門、輸血部門、病理部門**など各部門にわかれ、臨床検査技師の資格を持ったスタッフあるいは医師によって行われます。医師の指示に応じて看護師が行うこともあります。

　臨床検査部門（検査室）では、血液や尿などの検体を分析することを通して生理検査を、輸血部門では輸血に関する検査を行います。病理部門では採取された検体から顕微鏡標本を作製し、細胞や組織に異常はないか、あればそれが良性か悪性かを病理医が診断します。

検体とは

　検体とは、
①尿、便、喀痰、唾液など本人が採取できるもの
②検査室で採取する血液
③検体を採取する行為そのものが検査・治療の一環でもある胃液、脳脊髄液、胸水、腹水
④がん細胞などを調べるために採取する身体の一部（細胞・組織）
　などをいいます。

　検査のためにこれらの検体を採取する方法には、粘膜や患部から体液をぬぐい取る、注射針を血管内に入れて血液を抜く、体腔内や臓器などに針を刺して吸い込む、内視鏡検査や手術の際に検査したい部位・病変を切り取る、などがあります。とりわけ、検体検査の中で**血液を調べることで得られる情報は膨大**です。

生理機能検査とは

　生理機能検査では、医療機器を用いて身体の構造や機能に関する情報を収集します。**心臓血管系、呼吸機能、脳神経系の機能検査が対象**です。

　電気生理学的検査では心電図、筋電図、脳波を検査し、呼吸機能検査では肺から出入りする空気量により、呼吸をする能力を調べるスパイロメータ、新型コロナウイルス感染症で一躍有名になった、指をはさんで血中酸素飽和度を測定するパルスオキシメータなどを用いて検査します。超音波検査では心臓、肝臓・膵臓などの内臓、血管などを画像で診断します。

検査を受けるときの注意

　高血圧、脂質異常症（高脂血症）を含め長期の加療が必要な病気では、定期的な検査が必要です。とはいえ、何度も検査を繰り返されるのも、逆に薬だけもらって1年以上検査がないのも困りものです。そのような人は、**自分の病気にどんな検査が、どのくらいの間隔で必要かということをある程度知っておく**ことをお勧めします。

　また、検査を受ける際には、以下のような点に注意を払うよう心がけてください。

[食事・薬]

　胃カメラ・腹部超音波検査を受ける前は、食事をしてはいけません。血液検査であれば支障のない場合もありますが、原則として、食事をしないで受けることが適切です。

　健診に内服中のお薬が影響することもあります。内服している薬や注射、健康食品・サプリメントについては、健診の時にお薬手帳などを持参してお知らせください。また、当日服用してから受診するか、健診が終わってか

ら服用したほうがよいか、あらかじめ病院や検査機関に
確認してください。

　狭心症、心筋梗塞、脳梗塞など動脈で起こる血栓症に
対して使われる抗血小板薬や抗凝固薬は、内視鏡検査で
は5日ほど前から内服を止めるように指示されることが
あります。検査中にポリープが見つかったり、がんが疑
われたりする場合には、組織を一部切り取る「生検」と呼
ばれる検査が追加されるため、そのような場合の異常な
出血を避けるためでもあります。検査前に常用薬を飲ん
でもよいかどうか、あらかじめ病院に確認してください。

[服装・タトゥー]

> ✕ ハデな柄のシャツより無地が望ましい（レントゲ
> 　ン写真への写りこみを避けるため）。
> ✕ ワイヤーなど金属のついた下着は避ける。
> ✕ 顔料に金属を使っているアートメイクも要注意。

　脱ぎ着しやすい服装で受診してください。胸部のレン
トゲン写真を撮るのに、ボタンがたくさん付いた上着に、
レントゲンで写ってしまう素材が組み込まれたインナー
では、検査室に入ってから着脱に手間取ります。タイツ
では心電図がとれません。耳にたくさんの金属のピアス
を付けたままでは、頭のCTもMRIも検査できません。

服装だけでなく、タトゥーも要注意です。

　刺青やタトゥーでは、顔料に金属を使用している場合
があります。MRIでは強力な磁場と電磁波が出ますので、
まれではありますが、顔料の金属に反応してやけどを生
じる危険性があります。発生する確率が低いとはいえ、
顔にやけどをしてしまったら大変ですので、アートメイ
クやタトゥーをしている方は検査時に申し出るようにし
てください。

もしも異常値が出たら

　検査の結果に異常値が見られた場合、検査が緊急・至急で行われたのか、念のためにか、あるいは定期的に行われたのかにより、判断の基準が異なります。

　緊急の場合とは、文字通り、生命の危険が迫っているような場合です。検査結果を待つまでもなく治療を開始し、検査結果を見て必要に応じて治療方針を修正します。緊急時の対応を済ませた後で、緊急の再検査が必要です。

　至急の場合とは、患者さんの訴えた病状と診察した結果の臨床症状から、主治医が「できるだけ早く検査をし、その結果を見て自らの診断の方向性が妥当か否かを判断したい」と考えたときです。次回の診察を悠長に待つのではなく、「今日中に」診断を可能な限り確定し、治療方針を決める必要があります。

　時間的にゆとりがある場合の異常値の扱いは、主治医の判断に任されます。異常値が出たときには、その値が間違いないという前提で診断を決めなければなりません。しかし、**異常値が臨床経験から判断される診断とかけ離れている場合には、再検査の必要があります**。すぐに再検査を行う場合もあれば、時間を置いて行うこともあります。また同じ値が出れば、その裏付けが必要です。

　異常値が出たとき、どのように患者さんに伝えるかは、難しい問題ではありますが、検査結果に限らず、診療に関する情報は最大限明確に伝えることが求められています。患者さんの心情を慮ったとしても、インフォームド・コンセントが必要です。医療側は患者さんに、わかりやすく丁寧に説明するように心がけなければなりません。そして、**患者さん側は十分に理解できるまで質問してください**。基準値からほんの少しはみ出している数値にこだわってしまう患者さんもいますが、医療側も患者さん側も、常に客観的であることが大切です。

第1章

健康診断・
人間ドックの
基本的な検査

人間ドック

標準的な人間ドックでは、身体測定、血圧測定、血液検査（全血球計算、生化学検査）、尿検査、胸部レントゲン撮影、腹部エコー、心電図、肺機能検査、胃カメラあるいは胃の透視検査（バリウム検査）、視力、聴力検査が組み込まれています。その他に、オプションで、肺CT検査、糖負荷テスト、腫瘍マーカーなど、およそ考えられるすべての検査の中から、時間と経済的な負担を考慮に入れて検査項目が設定されます。

脳ドック

脳の病気を未然に発見するために、1980年代後半に提唱されたドックです。

検査内容は、MRIやMRA（磁力を利用して臓器や血管を撮影する）、マルチスライスCT（X線を使って身体の断面を撮影する）などの画像検査が主となります。加えて、血液検査、尿検査、心電図、頸動脈超音波も同時に実施されます。

婦人科ドック

婦人科に関する病気の早期発見を目的としている専門ドックです。

検査内容は、婦人科的な診察（内診、腟鏡を用いた診

察）、超音波検査（経腟エコー）、子宮頸部細胞診、子宮鏡検査、子宮内膜細胞診、血液検査（腫瘍マーカー）が主となります。

心臓病ドック

　狭心症や心筋梗塞などの虚血性心疾患の早期発見を目的としたドックです。

　検査内容は、心臓の音の聴診、安静時心電図、ホルター心電図（24時間連続の心電図記録）、階段昇降法・トレッドミル法（歩行動作）・エルゴメーター法（自転車こぎ）などで運動負荷をかける心電図、心臓超音波検査（心エコー）、冠動脈CT造影、心筋シンチグラフィーが主となります。

骨粗鬆症ドック

　骨の骨量や骨密度を調べ、骨粗鬆症の予防・治療に役立てることを目的としたドックです。

　検査内容は、身体測定、血液検査（全血球計算、生化学一般、リン、カルシウム）、尿検査（骨代謝マーカーNTx）、腰椎・大腿骨のデキサ法（DEXA法）や超音波法による骨密度の測定などがあります。

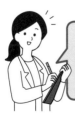

Doctor's advice

あるアンケートで、4,000人近い医師の半数以上が、40代から人間ドックを受けるべきだと回答しています。早い時期から定期的に受けることをお勧めします。

体格指数

BMI値25以上はメタボ急接近

身長と体重の数値をもとに、肥満か適正か痩せすぎかを判定します。肥満も痩せすぎも、生活習慣の影響だけでなく、何らかの病気が原因になっている場合があります。

基準値　BMI：18.5 ～ 24.9

● **BMI値**

通常の健康診断では、身長、体重、肥満度、BMI（ボディマス指数）、腹囲を測定します。肥満も痩せすぎも、健康な状態とはいえません。体重の目安はBMI値で判定できます。

BMI=体重（kg）÷身長（m）÷身長（m）

〈BMI値と判定〉

BMI値	18.5 未満	18.5～ 25未満	25～30 未満	30～35 未満	35～40 未満	40以上
判定	低体重	普通体重	肥満（1度）	肥満（2度）	肥満（3度）	肥満（4度）

日本肥満学会編『肥満症診療ガイドライン2022』（ライフサイエンス出版）P.2、表1-3より作成

● **体重増加について**

特別な病気による場合は例外として、通常、肥満の原因はカロリーの摂取過剰すなわち食べすぎです。しかし、次のような**病気による体重増加を見逃してはいけません**。病気に伴う体重増加の原因には、クッシング症候群、インスリノーマ、甲状腺機能低下症、多嚢胞性卵巣症候群などがあげられます。

クッシング症候群は下垂体の腫瘍により、副腎が刺激されてステロイドが過剰に分泌される状態です。通常の肥満と違い、手や足は細いのに顔や胴体に皮下脂肪がつき、満月様顔貌（ムーンフェイス）といわれる外見を示し

ます。インスリノーマは膵臓の腫瘍で、低血糖の状態が続くために常に過食となり体重が増加します。甲状腺機能低下症による体重増加は、脂肪蓄積ではなく体液の貯留やムコ多糖類と呼ばれる物質の蓄積が原因とされています。サッカーの名手であったロナウドが一時ものすごく肥満状態になった原因でもあります。多嚢胞性卵巣症候群については、まだよくわかっていないようです。

● **体重減少について**

ダイエットは頑張ってもなかなか思うに任せません。まして、痩せすぎと判定されるまでにダイエットできる人はごく少数です。体重の減少が半年ほどで全体重の5％程度、または5 kgを超える体重の減少がある場合は、何らかの病気がある可能性が考えられます。

原因としては、なんといってもまず「がん」があげられます。がん細胞は、通常の細胞よりも強い増殖能力があります。その強烈な増殖能力で、本来は他の身体機能に必要なエネルギーや栄養分を消費してしまい、本体が痩せてしまうのです。体重減少を伴う病気には他に、甲状腺機能亢進症、糖尿病、慢性肝炎、肝硬変、膠原病、アジソン病、慢性疲労症候群、うつ病、ネフローゼ症候群、腹膜炎、慢性膵炎、エイズ、肺結核などがあります。

● **「痩せ」も不健康**

BMIが18.5未満の人は、18.5×身長（m）×身長（m）で得られた数値（適正体重の下限）まで体重を戻しましょう。

Doctor's advice

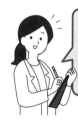

減量しても、リバウンドせずに維持することが大切です。無理をせず、数年かけて少しずつ減らすくらいの心づもりがいいのかもしれません。腹八分目を心がけましょう。

体温

体温は体調のバロメーター

身体
計測

発熱は、炎症、膠原病、がんなどの病気の症状のひとつです。夏であれば熱中症の可能性も考えられます。

基準値	36 ～ 37℃程度

　健康な成人の平熱は、腋窩（ワキの下）で測ると36 ～ 37℃程度です。乳幼児は、熱産生が活発であるにもかかわらず、体温の調節機能が未完成であることから、平熱が高い傾向にあります。一方、高齢者は、熱産生が弱まり、かつ体温の調節機能も低下しますから、体温を維持する力が弱くなり、平熱が低い傾向となります。

微熱の定義

　微熱を厳密に定義することは困難ですが、とりあえず通念として、37℃台を微熱、39℃以上を高熱、その中間が軽度発熱、中程度発熱としているようです。それでは「平常の体温が37.1℃ならば、それは生涯微熱になるのですか」とか、「平常の体温が35.8℃の人は、36.9℃でも微熱といわないのですか」などという議論には意味がありません。臨床医である著者は、本人が普段に比べて熱があると感じているときには、カルテに「微熱」と書くことにしています。

●微熱がある場合

　まず考えられることは炎症です。多いものは風邪、急性の咽喉頭炎でしょう。後は呼吸器系の病気、消化器系

の病気、泌尿器系の病気、腫瘍、膠原病など、炎症を中心に、微熱はさまざまな病気によって生じます。微熱くらいでは、患者さんはなかなか病院には行きません。市販の解熱鎮痛薬でその場をしのぐ人も少なくないようです。ただ、なかなか治らないので病院に行ったら肺結核だったという実例もありますので、**たかが微熱と侮らず、微熱が続くようならば検査を受けること**をお勧めします。

● 高熱がある場合

臨床の現場で最も多い高熱は、やはりインフルエンザ、そして急性扁桃炎です。呼吸器系の病気では肺炎、消化器系では急性肝炎、急性胆のう炎、急性胆管炎、急性虫垂炎、泌尿器系では急性腎盂腎炎、神経系では細菌性髄膜炎、婦人科系では子宮付属器炎、そして血液系では急性白血病などです。とはいえ、これらの病気では**高熱のみが続くのではなく、何らかの他の自覚症状があるもの**です。夏ですと、熱中症も念頭に置く必要があります。

● 37.5℃

新型コロナウイルス感染症のパンデミックの際、37.5℃以上の場合には、感染した可能性もあると考えての行動制限が求められました。

Doctor's advice

体温は"免疫の力"と見なしましょう。身体が冷えると免疫の力が下がりますが、ウイルスは寒い環境で元気になります。薄着をすると風邪をひくのは、このような理由からなのです。

血圧

高血圧は脳出血、低血圧は脳梗塞に注意

心臓から送り出される血流によって、血管に加わる圧力を測ります。動脈硬化などの原因となる高血圧を発見します。生活習慣病のひとつです。

基準値
収縮期血圧：**120** mmHg未満 かつ
拡張期血圧：**80** mmHg未満

血圧とは

　血圧とは、血液が血管の中を流れるときの圧力です。血液を送り出すために心臓が最大限に収縮したとき、血圧は最も高くなります。これが最高血圧（収縮期血圧）です。逆に、身体を巡った血液が心臓に戻ってくると、心臓は拡張してその血液を受け入れます。心臓が拡張した状態では、血圧は最も低くなります。これが最低血圧（拡張期血圧）です。

　血圧は、以下の①～④などによって決まります。

①心臓から送り出される血液の量（＝心拍出量）

②血管内の循環血液量（＝循環血液量）

③血液のサラサラの程度（＝血液の粘性）

④血液を受け入れる血管の柔軟性の程度や内壁の状態（＝血管の抵抗性）

最高血圧と最低血圧のいずれか、あるいは両方とも高くなった状態が高血圧です。一般的に高血圧と診断される場合は、収縮期血圧が140 mmHg以上、拡張期血圧が90 mmHg以上です。『高血圧治療ガイドライン2019』では、診察室血圧（病院の診察室で測定した血圧）について次のように分類しています（単位はすべてmmHg）。

分類	収縮期血圧		拡張期血圧
正常血圧	120未満	かつ	80未満
正常高値血圧	120〜129	かつ	80未満
高値血圧	130〜139	かつ/または	80〜89
I度高血圧	140〜159	かつ/または	90〜99
II度高血圧	160〜179	かつ/または	100〜109
III度高血圧	180以上	かつ/または	110以上
(孤立性)収縮期高血圧	140以上	かつ	90未満

日本高血圧学会編『高血圧治療ガイドライン2019』（ライフサイエンス出版）
P.18，表2-5より作成

高血圧が生じるメカニズム

● 心拍出量の増加

　心拍出量が増加すると、一度により多くの血液を送り出さなければなりませんから、心臓は力強く収縮し、血圧は高くなります。逆に、心拍出量が減少すると、血圧は低くなります。安静時における1回の拍出量は、約70 mL。1分間では約5 Lが送り出されます。

　心拍出量を司る心臓のリズムと拍出量は、**交感神経の興奮によって増加**し、**副交感神経の作用で減少**します。交感神経から放出される物質が、アドレナリンやノルアドレナリンです。強いストレスに見舞われると、これらの物質が増加し、血圧が上昇することはよく知られています。

　心拍出量の増加が生じるのは、高血圧の初期です。高血圧の場合には、血圧の上昇と並行して血管の抵抗性が増し、しかも持続します。心臓は、この強い血管抵抗に対して、それをさらに上回る強い力で血液を拍出し続けなければなりません。この状態が続くと、時間の経過とともに、心臓への負担はさらに増加し、心臓は次第に疲弊して弱り、拍出力は低下していきます。

● 循環血液量の増加

　血管内の全血液の量が多くなると、そのぶんより強い

力で押し出さなければならないため血圧は上がりますが、逆に、出血などで全身を巡る全血液量が少なくなると、血圧はストンと下がってしまいます。

　このように、循環血液量が出血によって減少するメカニズムは容易に理解できます。では逆に、どのような場合に循環血液量は増加するのでしょうか。

　循環血液量を増加させ、**高血圧をもたらす重要かつ最も多い理由は、塩分の摂りすぎです**。塩分を摂ると、血液の中のナトリウム濃度が上昇し、血液は血管の外にある体液よりも濃くなります。この状態を「浸透圧は体液よりも高い」といい、体液はこの浸透圧を下げるべく血管内に移動します。当然の結果として、その分、循環血液量は増加します。より多くなった循環血液量に対して、心臓が新たな血液を押し出すためには、より強い力、すなわちより高い血圧が必要になります。

● 血管の抵抗性

　血管の抵抗性は、平たく表現すると血管の硬さ、軟らかさに影響されます。

　血管の抵抗性は、まず血管の内径が小さくなることによって増大します。内径が小さくなる理由は、動脈硬化によって構造そのものが変化する、薬物あるいは交感神経の働きで血管が収縮する、血管が外から押されてその結果内径が小さくなる、などです。

　血管が外から押される典型的な状況は、肥満です。また、浮腫などで血管の外の水分が増えることによっても同じ現象が生じます。

● 白衣高血圧

　「家で測ると正常なのに、病院で測ると高くなります」と言う患者さんは、「白衣高血圧」です。診察室では緊張するので血圧が高くなりがちではありますが、軽く考えてはいけません。白衣高血圧の方は、正常な血圧値の方に比べて、本物の高血圧症になりやすいのです。

● 血液の粘度の増加

血液の粘度が増加することでも血管抵抗性は増加して、血圧上昇につながります。糖尿病や多血症等です。

● その他の要因

高血圧の原因は他にもあります。運動をすると、全身により多く酸素を供給する必要がありますから、血流は増加して一時的に血圧が上がります。ただし、適度な運動を続けることは、生活習慣病の改善につながります。喫煙も、血管の抵抗性を上げて血液を流れにくくします。

ストレスも、見逃せない要因のひとつです。前述の通り、ストレスによって血中のアドレナリンの濃度が上昇すると、血圧は上がります。

動脈硬化で血管が硬くなると、さらに高血圧になります。**完成してしまった動脈硬化は、まず健常な状態には戻りません**ので、動脈硬化のさらなる進行を食い止めることが、高血圧に対応する現実的な解決法となります。

塩分の摂りすぎでは、血流量の増加のみならず、ナトリウムの作用により筋肉の収縮が生じて、血管が外から押された状態となります。その影響で血管の抵抗性は高くなります。

高血圧を放置すると、心臓血管病になります。脳梗塞、心筋梗塞、腎硬化症、解離性大動脈瘤のような動脈硬化性の合併症の発症率は、依然として高いままです。また、我が国では、脳卒中の発症率が心筋梗塞より高いことが特徴となっています。

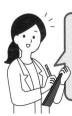

Doctor's advice

低血圧の症状は、めまい程度と思っている人が少なくありませんが、「立ちくらみ」といわれる起立性の低血圧は、脳梗塞や心不全、転倒など重大疾患を引き起こす原因となります。

心電図検査 (ECG)
心臓の動きが正常かどうかを確認

心電図検査では、心臓の筋肉から発せられる電気信号を記録します。心筋の異常や脈の不整を分析できます。

心電図検査とは

　私たちの身体は電気で動いています。脳の命令は、神経の中を走る電気信号で伝えられるのです。心臓も同じで、心臓の筋肉が全身に血液を循環させるために、**収縮と拡張を繰り返しているときには電気が流れています。**それを機械的に記録したものが心電図です。心電図検査は比較的簡単に行うことができ、危険性もないため、大変有用です。

　通常の心電図は安静状態で測定しますが、運動しながら測る負荷心電図や、普通に生活しながら24時間連続で記録するホルター心電図と呼ばれる検査もあります。

検査法

　上半身裸になり、仰向けで横になって、両手首と両足首、胸の6カ所に電極を取り付けます。電極といっても、身体の動きを電気的に記録するのみで、電極から身体に電気が流されるわけではありません。両手首と両足首に電極を取り付けることを四肢誘導、胸に電極を取り付けることを胸部誘導といいます。心臓の拍動に伴って起こる電流(微細な電位変動)を記録します。検査時間は3〜5分程度です。検査結果は波形を見て判断します。

心電図検査でわかること

　心臓全体の動きが正常であるかどうか調べることができます。正常でなければ、心臓のどこに異常があるのか、その理由として考えられる原因は何か、病状の程度はどうかなどを分析できます。また、治療効果の確認、薬の副作用の発見などにも不可欠の検査です。下図は心電図の波形例です。

正常波形の場合

　およそすべての検査について言えることですが、検査の結果は**基準値以内であっても100%正常と言いきれるものではありません**。狭心症や不整脈などでは、発作が収まった後には変化が見られないこともあります。測定したときの心電図が正常だったとしても、心臓病がないとは断言できないのです。とはいえ、自覚症状も心臓の病気の既往症もまったくない若い人では、心電図検査の結果が正常であれば、心臓に関しては相当の確率で安心できます。

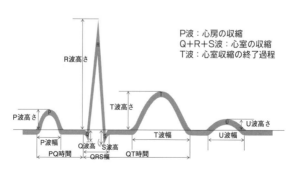

P波：心房の収縮
Q+R+S波：心室の収縮
T波：心室収縮の終了過程

正常時の波形

異常の検出

　波形の異常は、不整脈、心不全、心臓弁膜症、狭心症、心房細動など病気ごとに特徴があります。

脚ブロック：心臓を収縮させるために発生する電流が心室内で一時的に切れた状態です。心電図の尖った波形の幅が広くなります。心不全や健康な人にも生じることがあります。

不整脈：心肥大、心不全、弁膜症、心筋症、狭心症、腎疾患、血液中の電解質異常、投薬による副作用などの危険因子が考えられます。ただし、健康な人でも期外収縮という不整脈は起こることがあります。

虚血性心疾患：ST変化や異常Q波がみられます。

　心電図で異常が見つかったら、負荷心電図、ホルター心電図、心臓超音波検査（心エコー）が必要です。さらに検査を進める必要がある場合には、心筋シンチグラフィー、冠状動脈CT造影検査、心臓カテーテルが行われます。

正常なP波が現れず、不規則な
f波が連続して見られる。

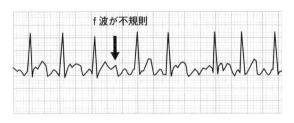

心房細動のときの波形

期外収縮は不整脈の原因として頻度が高く、脈が飛ぶ感じ、ドキドキする感じ、息切れなどの自覚症状が見られる。

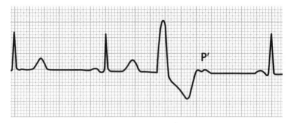

期外収縮のときの波形

ST 上昇

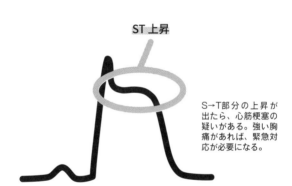

S→T部分の上昇が出たら、心筋梗塞の疑いがある。強い胸痛があれば、緊急対応が必要になる。

心筋梗塞のときの波形

Doctor's advice

血圧測定となると、不安で血圧が上がりそうになります。まして、心電図検査となるとドキドキしてしまいますが、正確な波形をとるためにも、気を落ち着けて、体の力を抜いて検査を受けるようにしましょう。

心拍数

数値が高いと生活改善や治療が必要

検査概要 1分当たりの心拍数を示す検査で、血圧測定や心電図検査でわかります。赤ちゃんは成人の倍の心拍です。

基準値　仰臥位　45 〜 85回/分

　教科書的には正常な脈拍は60 〜 100回/分と記載されていますが、健診では異常判定が多く出てしまうため、45 〜 85回/分を人間ドック学会では採用しています。

　50回/分以下を徐脈といい、めまいや失神の症状が出る方もいます。スポーツ選手はスポーツ心臓といって、徐脈でも十分な血液を拍出するため、正常と判断されます。100回/分以上を頻脈といい、心房細動、心房粗動、ショック、心不全、発熱、甲状腺機能亢進症などで起きることがあります。

　成人で40 〜 44回/分あるいは86 〜 100回/分の方は、再検査の後、生活改善が必要です。39回/分以下、101回/分以上の方は、精密検査の後、治療が必要になります。

　心拍数が77回/分未満の群と77回/分以上の群に分けて行った研究の分析では、**心拍数が多い後者の群で糖尿病、脂質異常症、高血圧症が多い**ことが報告されています。

　心拍数と脈拍数は原則として同じ数ですが、期外収縮、頻脈、心房細動などで不整脈が現れると、脈拍数の方が少なくなります。

　加齢とともに安静時の心拍数は減少します。その理由は、体重当たりの必要エネルギー量である基礎代謝が低くなることに関連します。年齢を重ねると心臓が頑張らなくても、健康な状態が保てるということです。

目の病気の検査
網膜や硝子体などの状態を調べる

生理
検査

検査概要 視力、視野、眼底、眼圧などの検査があります。目の状態がわかるだけでなく、白内障や緑内障の発見にもつながります。

視力検査

近視、遠視、乱視など視力の異常を調べます。

視野検査

視野の異常を調べる検査です。

● 異常なときに考えられる病気
緑内障、網膜や視神経の病気、脳腫瘍

眼底検査

眼底の血管、網膜、視神経を調べる検査です。

● 異常なときに考えられる病気
網膜剥離、眼底出血、緑内障、視神経乳頭陥凹大、網膜血管硬化症、高血圧性網膜症、糖尿病性網膜症、黄斑変性症、網脈絡膜萎縮、網膜色素変性症、動脈硬化、高血圧、糖尿病、高血圧性網膜症、腎臓病

眼圧検査

眼球を外から押し、その力に対して眼球から押し返す力（内圧）を調べる検査です。

● 異常なときに考えられる病気

緑内障、網膜剥離、脈絡膜剥離、虹彩毛様体炎

細隙灯顕微鏡検査

　角膜、結膜、虹彩、水晶体などの傷や炎症を調べる検査です。

● 異常なときに考えられる病気

　角膜、結膜、虹彩、水晶体などの傷や炎症、白内障、緑内障

白内障と緑内障

　白内障では、老眼鏡を作り直したのに見えにくい、目の前がぼやける、夜間運転していると対向車のビームライトで目が眩む、月が2つに見えるなどという症状が現れます。白内障とは、目の前にすりガラスを置いて外を見ているようなものです。すりガラスが光を乱反射させるので、家の中の天井の電灯ですら眩しく感じられます。老眼鏡を作り直す前に、眼科の検査を受けましょう。

緑内障は、失明の危険性を含んでいます。眼球の中の水圧が上がり、視神経にダメージを与えます。視野が狭くなりますから、自動車の運転どころか家の中を歩いていても柱にぶつかってしまいます。階段では足を踏み外してしまうこともあり、大変危険です。

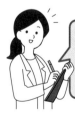

Doctor's advice

白内障は手術で視力を取り戻すことができますが、進行した緑内障で狭くなった視野は取り戻せません。日本における失明の第一原因は緑内障です。

耳の病気の検査

生理検査

内耳の障害がめまいの原因に

難聴の有無やめまいの原因などを調べる検査です。

聴力検査

難聴の有無、程度を調べます。

ABR（聴性脳幹反応）検査

自らの意思に関係なく客観的に聴力を調べる他覚的聴力検査と呼ばれる聴力検査のひとつです。一定の音を聞かせ、脳幹から出てくる脳波で聞こえているかを調べます。音が聞こえたことを示せない乳幼児、意識障害のある人に対して行います。

平衡機能検査、眼振検査

めまいの原因や程度などを調べます。

耳の奥にある内耳には、聴力を司るかたつむり管（蝸牛）とバランスを保つ三半規管などがあります。これらの大切な器官は2センチほどの狭い空間に一緒に収められていて、しかも互いにリンパ液を介して情報伝達しています。ですから、三半規管のトラブルであるめまいであっても、しばしば聴力に異常が認められます。めまいの検査で聴力検査をする根拠です。

呼吸機能検査
数値が低いと肺に異常あり

検査
概要

呼吸が正常に行われているかどうかを調べる検査です。この数値が低いと、肺や気管の異常が疑われます。

呼吸機能検査とは

　私たちは呼吸をすることで、新鮮な空気を吸い込んで酸素を取り入れ、不必要な二酸化炭素を吐き出しています。呼吸機能検査とは、その呼吸が正常に行われているかどうかを調べる検査です。また、息切れする、咳が出るなどの症状が続いていて肺の病気が考えられるときには、本当に病気があるのかどうか、もしあるならばその程度はどのくらいかを調べる検査です。

　最も基本的な検査法は、肺活量や換気量（口から出入りする空気の量）を測定するスパイロメトリーと呼ばれるものです。スパイロメトリーは、外来診療、人間ドック、手術前の肺機能チェックなどで呼吸器トラブルの発症が予測される方を選別する手段として用いられています。

呼吸機能検査法

●肺活量
　健康診断でも行われる検査です。空気を肺いっぱいに吸い込んで、それをすべて吐き出したときの量を調べる、通常の肺活量検査です。それに対して、息を吐き切ってから胸いっぱいに息を吸い込めるだけ吸い込んで、一気に全部吐き出す検査があります。このときの肺活量は、正確には努力性肺活量といいます。２、３回検査して、

一番よいデータを選びます。椅子に座ってあるいは立って行います。

より厳密に検査するときは、まず鼻から空気が漏れないように鼻にクリップをつけます。装置に付属している呼吸管を接続したマウスピースを口にくわえ、普通の呼吸を数回繰り返した後、一度大きく息を吐き、次に大きく息を吸い、さらに大きく息を可能な限り吐き出します。最後まで吐き出した空気の量が肺活量です。これを2、3回繰り返します。正確な数値を出すには、最後まで息を吐き切ることがポイントとなります。肺活量の基準は、およそ成人の男性が3,500 mL、成人女性が2,500 mLです。この基準の範囲より多すぎても少なすぎてもいけません。

● 1秒率

努力性肺活量を検査した際、最初の1秒間でどれだけの空気を吐いたかを1秒量といい、1秒量の努力性肺活量に対する比率を1秒率と呼びます。これも呼吸機能を調べる数値のひとつです。

呼吸機能検査でわかること

性別、年齢、身長から標準的な肺活量が計算できます。これを予測肺活量といいます。予測肺活量に対する実際の肺活量の割合は、パーセント肺活量（% VC）といいます。

パーセント肺活量が80％未満のときは、肺の空気を入れる容量が少なくなる肺活量不足で、拘束性換気障害と呼ばれる状態です。肺結核、間質性肺炎から生じる肺線維症、気管・気管支に異物が入ったことで起こる気道の閉塞、脳出血・脳梗塞などで生じます。他に、手術で肺の切除を受けている場合、肺に水が溜まっている状況でも発生します。

1秒率が70%未満のときは、空気を一気に吐けない閉塞性換気障害です。気管支喘息、気管支拡張症、俗に"タバコ病"といわれる慢性閉塞性肺疾患（COPD：Chronic Obstructive Pulmonary Disease）などがあります。慢性閉塞性肺疾患とは、かつて肺気腫（米国での呼び方）あるいは慢性気管支炎（英国）と呼ばれていた病気です。喫煙との強い関連性が指摘され、主な症状は咳、痰、そして息切れです。**この病気になってしまうと、肺の機能は元に戻らないようです。**

　初期にはほとんど咳や呼吸苦といった症状やレントゲンの異常はありません。ですが、中期以降では、胸部レントゲン検査でCOPDが認められますし、1秒間の努力肺活量は70%未満となります。風邪や肺炎でCOPDは増悪しますので、毎年のインフルエンザワクチンや5年ごとの肺炎球菌ワクチンの接種をお勧めします。

　検査で異常が見つかれば、血液検査、胸部X線検査、胸部CT検査、動脈血ガス分析などの精密検査が必要となります。

Doctor's advice

禁煙運動が進み、分煙から全面禁煙に移行する施設が増えてきました。喫煙の習慣がない方が分煙のみの施設を利用される場合は、受動喫煙（副流煙を吸い、肺がんや心筋梗塞のリスクが高くなります）にさらされないように禁煙席をお勧めします。

レントゲン撮影（X線）

身体の内部に異常がないかを確認

画像
検査

検査
概要

画像診断の基本的な検査です。体にX線を当てて撮影し、肺や心臓、骨などの異常を発見することができます。

　CTやMRIが発達してきましたが、やはり画像診断の基本はレントゲン撮影（X線）です。X線は人体を透過して影を作ります。その影をフィルムに写すのが単純X線撮影です。フィルム上では、X線を透過しやすい空気などは黒く、透過しにくい骨や心臓は白く写ります。例えば肺がんができると、丸く白い像が黒い肺の中に浮き上がって見えます。この白い像を「影がある」と表現しているわけです。

胸部単純X線撮影

　肺炎、結核、肺がん、胸水腫、気胸など多くの肺病変の診断と同時に、心臓の大きさ、血管や気管支の太さなどがわかります。

　胸部単純X線撮影では病変を診断しやすくするために、正面だけでなく横からも撮影します。正面のみの撮影では、肺の一部が心臓に隠れてしまうからです。

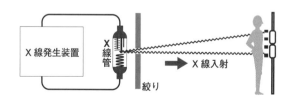

X線発生装置

X線管

絞り

➡ X線入射

腹部単純X線撮影

　急性腹症を引き起こす腸閉塞、消化管穿孔、尿路結石症などの診断に有用です。腹部単純X線写真は背臥位正面像（＝仰臥位、あおむけ）が基本ですが、ガスや液貯留をより厳密に見るためには立った姿勢の撮影も必要です。立つことができない重篤な患者さんでは、左下側臥位（左脇を下にして横になる）で撮影します。

骨折や骨の病変の診断

　X線は骨病変の診断に有用であり、とりわけ骨折の診断には最も優れた検査方法です。骨粗鬆症の骨塩定量（骨中のミネラル成分を測定する検査）にも用いられます。歯科診療の領域でも頻繁に利用されています。

マンモグラフィ

　乳がんの早期発見のために、乳房をX線撮影する検査です。上半身裸で装置の前に立ち、乳房を装置の撮影台に載せます。装置には圧迫板とよばれるプラスチックの板があり、これで乳房を強く撮影台に押さえつけて厚さ5cm程度になるまで圧迫します。多くの場合、多少の痛みを伴います。左右それぞれ撮影方向を変えて2枚ずつ撮影します。

造影X線写真

　X線を通さない造影剤を使う検査法です。代表的なものには、バリウムを飲む「胃の透視」検査、お尻からバリウムを入れて大腸を検査する「注腸」、造影剤を静脈に注射する血管造影があります。全身の血管、喉頭・食道（嚥

下造影）、気管支、腎臓、尿管・尿道、子宮、網膜、耳下腺と、あらゆる部位での造影検査があります。

● 造影剤の副作用

症状としては、吐き気、嘔吐、かゆみ、蕁麻疹、造影剤注入時に熱い感じがするなどがあります。これらの症状は、検査中から検査後1時間以内に起こることが多いのですが、通常、特別な治療を必要としない軽度のものがほとんどです。

● 検査前日から当日・検査後にかけての注意

X線撮影のときとほぼ同じです。検査後は、通常通りの食事、入浴なども差し支えありませんが、造影剤を使用した検査の場合には、一時的に食事を停止していただくことになります。なぜなら、造影剤アレルギーで嘔吐したときに、吐物での誤嚥を防ぐためです。検査後は水分を多めに摂りましょう。造影剤のほとんどは1日で尿と一緒に排泄されます。

● 放射線量について

レントゲン検査を受けると、大なり小なり放射線を浴びます。ちなみに、被ばく線量が少ない検査は胸部X線撮影で、1回当たり0.06 mSv（シーベルト）程度です。バリウムを飲む胃の透視検査では3〜5 mSv。CT検査でもX線が使われています。その放射線量は撮影する部位によって異なり、1回当たり5〜30 mSvと幅があります。X線でがんにならないかと不安になるかもしれませんが、年間数百 mSv以下の被ばく線量では、放射線による発がんはほとんど心配ありません。

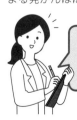

Doctor's advice

胸部X線撮影の場合、妊娠中もしくは妊娠の可能性のある女性は、事前に医師に申し出て、指示に従ってください。

内視鏡検査

内視鏡を挿入して消化器官などを観察

口、鼻、肛門、尿道、膣などから内視鏡（先端にビデオカメラが装填されている細長い管）を挿入して調べます。内視鏡下で直接病変を切除することもあります。

胃・十二指腸内視鏡検査

俗にいう胃カメラです。口または鼻から内視鏡を挿入して、食道、胃、十二指腸を一連の検査で観察します。異常な部分を発見した場合には、慎重に観察すること以外に、組織の一部を取って顕微鏡で調べる「生検」と呼ばれる手技が適用されます。また、早期胃がんは、病変を内視鏡を使って切除することが可能な場合もあります。

大腸内視鏡検査

肛門から内視鏡を挿入して大腸（結腸と直腸）と小腸の一部を観察し、これらの部位に発生したポリープ、がん、炎症などを診断します。異常な部分を発見した場合には、胃・十二指腸内視鏡検査と同様に、生検が適用されます。また、大腸ポリープでは、小さい病変を内視鏡を使って切除することもできます。

胆・膵内視鏡検査

口から内視鏡を挿入して胆のう、胆管、膵臓を観察し、これらの部位に発生した結石、がん、炎症、狭窄（狭くなっている状態）などを診断します。胆・膵内視鏡検査は、造影や超音波で診断するだけでなく治療にも使います。

カプセル内視鏡検査

胃カメラ・大腸カメラで観察できない小腸を観るカプセル型の内視鏡です。口から2.5 cm大のカプセルを飲み、消化管の中の写真を撮り、無線で画像を送ります。カプセルは便と一緒に出てきて、ゴミとして捨てます。

膀胱鏡検査

内視鏡を尿道口から挿入して、尿道から膀胱の中を観察する検査です。血尿があればその出血の部位を確認し、それが炎症によるものか腫瘍（膀胱がんや腎盂・尿管がん）なのかを見極め、必要に応じて生検を適用します。
[手技] 飲水、食事の制限はない。尿道口、陰部を広範囲に消毒する。麻酔のゼリーを尿道から注入し、ファイバースコープに潤滑剤を付けて挿入する。検査時間は10〜20分。

子宮鏡検査

子宮の中に細い内視鏡（カメラ）を入れて、子宮の内部を観察し、子宮筋腫、子宮内膜ポリープ、子宮腔内の癒着の有無などを診断します。不妊症の診察にも適用します。月経周期のある女性では、月経終了直後に行います。
[手技] 飲水、食事の制限はない。腔内、子宮頸部を消毒する。子宮腟部から頸管内を頸管腺の走行に沿って観察しながら挿入し、子宮口を通過すると子宮腔内に入る。観察しやすいように、子宮腔内に灌流液（生理食塩水やブドウ糖液）を注入する。このとき、下腹部に違和感・膨満感が出る。検査中に痛みを訴える場合には、鎮痛鎮静剤を使用する。検査時間は観察のみならば、5分以内に終了。

超音波検査（エコー検査）

体内で反射した超音波を画像処理

検査
概要

体に器具を当て、反射した超音波を受信して腹部、心臓、乳腺、甲状腺、血管、関節などの状態を把握する検査です。

探触子（プローブ）と呼ばれる器具を身体の表面に当てて超音波を発生させ、反射した超音波を受信して画像データとして処理する技術を用います（レーダーや魚群探知機と同じ技術です）。肝臓、胆のう、膵臓、脾臓、腎臓、子宮、卵巣、前立腺などの腹部の臓器の状態が把握できます。健康被害をもたらす可能性はなく、妊娠中の胎児にも適用されています。

検査には対象とする部位の名称が付けられています。腹部エコー（対象は肝臓、胆のう、膵臓、脾臓、腎臓）、心エコー（心臓、大血管）、頸部エコー（甲状腺、頸動脈、頸静脈）、乳腺エコー（乳房）、血管エコー（腹腔内の大動脈、大静脈、上肢・下肢の動静脈）、経膣・経肛門エコー（子宮、卵巣、前立腺）などです。

また、迅速簡易超音波検査法（FAST）と呼ばれるエコー検査は、外傷の初期診療において腹腔内出血がないことを確認するためのもので、心嚢、左右肋間、モリソン窩、ダグラス窩、脾臓周囲の6カ所をすばやく検査します。

Doctor's advice

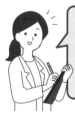

超音波検査は痛みや不快感がなく、放射線被ばくの心配もない安全な検査です。しかも画像がリアルタイムに表示されるので、形だけでなく機能も効率的に情報を得ることができます。

血清総たんぱく（TP）

血清に含まれるたんぱく質の総量を確認

 血液中に含まれるさまざまなたんぱく質の総量を調べる検査です。低下は栄養不足、肝臓や腎臓などの病気が疑われます。

基準値　6.5 ～ 7.9 g/dL

高 疑われる主な病気・症状

● 高頻度で認められる病気・症状

脱水症状（下痢・嘔吐）、栄養過多

● とくに重大な病気・症状

膠原病、多発性骨髄腫、原発性マクログロブリン血症

低 疑われる主な病気・症状

● 高頻度で認められる病気・症状

肝硬変、肝臓がん、慢性肝炎、栄養不足、ネフローゼ症候群、急性腎炎

● とくに重大な病気・症状

悪性腫瘍、吸収不良症候群、出血、たんぱく漏出性胃腸症、やけど、大量の補液（点滴）

血清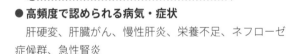

血液を遠心分離器にかけると、固形成分と液体成分に分かれます。固形成分には、血球と血液凝固成分が含まれます。液体成分が血清です。血清には、水と水に溶け

やすいアルブミンや溶けにくいグロブリンなどのたんぱく質が含まれます。

アミノ酸

　人の体は体重の約60%が水です。そして、たんぱく質が20%、脂肪15%、骨5%です。

　食べたものはアミノ酸と呼ばれるごく小さなレベルにまで分解されて、小腸から吸収され、血液に乗って肝臓に運ばれます。アミノ酸の種類は数限りなくありますが、肝臓では、その中から20種類のみ選び出します。肝臓は、この選び出したアミノ酸を組み立て直して新たなたんぱく質を作ります。このとき20種類のアミノ酸をひとつの決まった配列で並べると、同じたんぱく質ができます。その並べ方を記憶しているのが、遺伝子のDNA配列なのです。

たんぱく質

　血清総たんぱくとは、血清中に含まれているたんぱく質の総称で、現在100以上のたんぱく質が知られています。そのうち最も多いのがアルブミンで、次に多いのが抗体活性を持つグロブリンです。その他は微量です。アルブミンは肝臓のみで合成されます。それに対してグロブリンは肝臓でも作られますが、それ以外にリンパ節、腸管、骨髄などでも作られています。

　栄養状態が悪くなると、たんぱく質を作る原材料のアミノ酸が不足してしまいます。必然的に、血清の総たんぱく量は低下します。

　血清総たんぱく量は、低値でも高値でも何らかの異常を考え、さらに詳しい検査を行わなければなりません。

● 基準値より高い

　総たんぱくの量が正常であっても、脱水症状（下痢・嘔吐）により血液中の水分が減ると、相対的に検査値は高くなります。総たんぱくですから、グロブリンの増加によっても高い値を示します。感染症や自己免疫疾患では、炎症が各種のグロブリンの増加を引き起こします。多発性骨髄腫などの腫瘍性疾患では、増殖した腫瘍細胞が免疫グロブリンを産生し、総たんぱくが10 g/dLを超えることもあります。膠原病でも高くなります。

● 基準値より低い

　慢性肝炎、初期の肝硬変ではあまり変動しませんが、肝硬変が進むと肝臓の機能が低下するので必然的に血清たんぱくは減少します。また、腎臓に障害が発生すると、アルブミンをはじめとするたんぱくが尿中に漏れ出てしまい、やはり血清中の総たんぱく量は低下します。その代表的な病気がネフローゼ症候群です。

● 基準値内だが異常

　血清の総たんぱくからアルブミンを除いた部分がグロブリンです。肝硬変ではアルブミンの合成量が減る一方で、グロブリンが増えるために、重篤になるまで総たんぱくの減少がみられないことがあります。また、急性肝炎では検査結果が明確でないことがしばしばあります。

Doctor's advice

臨床的には、総たんぱくの増加はグロブリンの増加であり、総たんぱくの減少はアルブミンの減少による場合が少なくありません。

たんぱく質の数

　身体は、水分(60%)、たんぱく質(20%)、脂質(15%)、ミネラル (5%) の4つの主要成分で組成され、脂肪、骨、除脂肪軟組織の三要素に分類できます。除脂肪軟組織とは全身から脂肪と骨を除いた部分で、筋肉、内臓、皮膚、軟骨などを指します。

　人を形作るアミノ酸は20種類のみで、そのうち身体の中では生成できないために口から摂取する必要があるアミノ酸は9種類です。これが必須アミノ酸です。

　たんぱく質はたくさんのアミノ酸が組み合わされてできていますが、20種類のアミノ酸がさまざまに組み合わされ、全部で100個くらい集まっていると考えられます。

　私たちの体にあるたんぱく質の種類は、10万程度のようです。その代表がアルブミンとグロブリンです。

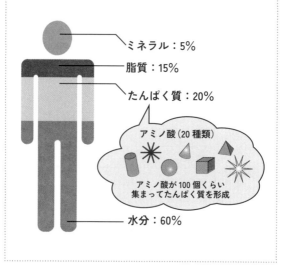

ミネラル：5%

脂質：15%

たんぱく質：20%

アミノ酸（20種類）

アミノ酸が100個くらい
集まってたんぱく質を形成

水分：60%

アルブミン（ALB）

血清中のたんぱく質の約60%を占める

検査概要　栄養不足になると、血液中のアルブミンの量が減ります。血清総たんぱくと同じく、肝臓や腎臓などの状態を調べます。

基準値　3.9 g/dL以上

高 疑われる主な病気・症状

● **高頻度で認められる病気・症状**

脱水症状（下痢・嘔吐）、栄養過多

低 疑われる主な病気・症状

● **高頻度で認められる病気・症状**

ネフローゼ症候群、重症肝障害

● **とくに重大な病気・症状**

悪液質（悪性腫瘍や白血病が進行した時期に起こる栄養失調で衰弱した状態）、たんぱく漏出性胃腸症、吸収不全症候群、栄養障害

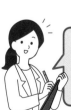

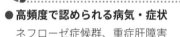

Doctor's advice

アルブミンは血管内に水を保持する働きがあります。そのため血液中のアルブミンが減ると、血管内の水分が血管の外に出ます。その結果生じる現象がむくみです。

アルブミンの働き

　血液は、サラサラであることが理想です。脂質異常症（高脂血症）のように脂肪が増えすぎて、血液がドロドロになってはいけませんし、逆に水っぽくてもいけません。アルブミンは水に溶けやすいたんぱく質で、血液の濃度にも関係します。アルブミンは血液を正常に循環させるために、常に水分を持ち歩いていますが、その量はアルブミン1gで20mLもの水を保つことができるのです。

　栄養不足になると、消化管から吸収されるアルブミンが減り、必然的に血液中のアルブミンの量も減ります。すると、アルブミンが持ち運べない水が血管内に大量に発生し、血液がシャバシャバになってしまいます。そこで、血管の壁から水を押し出して血液の濃さを保ちます。外に出た水がむくみとして現れるのです。

　アルブミンにはもうひとつの働きがあります。アルブミンは、カルシウムや亜鉛などの微量元素や、脂肪酸、酵素、ホルモンなどと結合します。そして、アルブミンは、これらを体の必要とする目的部位へ運搬します。また、毒素などと結合して中和する作用もあります。アルブミンは毒素と結合することで、その物質の血中濃度を低下させてくれるのです。

クレアチニン(Cr) / シスタチンC

血液検査

腎臓から出る老廃物の量を確認

検査概要

クレアチニンは、クレアチンが代謝されてできた老廃物で、腎臓でろ過され、尿中に排泄されます。腎臓の機能が悪化すると、ろ過されずに血中に残り、高値を示します。

基準値
- 男性 **1.00** mg/dL以下
- 女性 **0.70** mg/dL以下

高 疑われる主な病気・症状

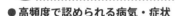

● 高頻度で認められる病気・症状

急性・慢性腎炎、腎不全、尿毒症、腎盂腎炎、尿路が閉塞される病気(腎臓結石、尿管の腫瘍)、肝硬変、心不全、血液濃縮(脱水、やけど)

低 疑われる主な病気・症状

● 低いときに考えられる病気・症状

尿崩症、妊娠、筋肉が萎縮する病気(筋ジストロフィー)

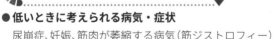

クレアチニン

尿酸や尿素窒素と同様に老廃物のひとつで、筋肉運動のエネルギー源となるアミノ酸の一種であるクレアチンが代謝されてできた物質です。クレアチニンは血液で腎臓に運ばれてろ過されますが、尿酸のように再び血液中に取り戻されること(再吸収)はほとんどありません。筋肉運動に連動しますから、筋肉量と運動量に深く関係し

ています。一般的に女性より男性の方に高値が出ます。筋肉量が落ちてくると、クレアチニンの量も減少します。妊娠すると尿から排泄されるクレアチニンの量が多くなるので、値が低くなります。高齢者では年齢とともに腎臓の機能は低下しますが、筋肉量も減少しますからクレアチニンの値は低く出てしまい、腎機能を正しく評価できなくなります。

シスタチンC

　シスタチンCもクレアチニンと同様に腎臓の働きが悪くなると値が上昇するため、腎機能を評価する指標として用いられます。クレアチニンと異なり、筋肉量の影響を受けないため、クレアチニンよりも正確に腎機能の評価ができます。小児や大人でも低栄養や神経筋疾患で筋肉量が少ない患者さんについては、クレアチニンでは腎機能を過大評価してしまうため、シスタチンCで測定します。ただ、検査費用がクレアチニンの10倍かかるため、必要な時にのみ測定します。

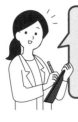

Doctor's advice

腎症の確実な診断には腎生検（腎臓の組織の一部をとって調べる検査）が必要ですが、すべての症例には行えません。現実には、ほとんどのケースで経過や検査数値によって臨床的に診断されています。

eGFR

血液検査

腎機能の程度を示す数値

検査概要

eGFRは、血清クレアチニンと年齢から算出される腎臓の糸球体ろ過機能の指標です。

基準値　60.0 mL/分/1.73㎡以上

　慢性腎臓病は、重症度に応じてステージ1から5までの5ステージ6段階に分けられています。その指標は推算糸球体ろ過量（eGFR）と呼ばれる数値です。eGFRは次の計算式によります。18歳以上が対象で、血清クレアチニン値（Cr）が基礎になります。

男性　eGFR(mL/分/1.73 ㎡)=
$$194 \times Cr^{-1.094} \times 年齢^{-0.287}$$

女性　eGFR(mL/分/1.73 ㎡)=
$$194 \times Cr^{-1.094} \times 年齢^{-0.287} \times 0.739$$

ステージ1	正常または高値	eGFR90以上
ステージ2	正常または軽度低下	eGFR60〜89
ステージ3a	軽度〜中等度低下	eGFR45〜59
ステージ3b	中等度〜高度低下	eGFR30〜44
ステージ4	高度低下	eGFR15〜29
ステージ5	末期腎不全(ESKD)	eGFR15未満

日本腎臓学会編『CKD診療ガイド2012』（東京医学社）P.3,表2より作成
※日本人間ドック学会は、60以上を「異常なし」としています。

　ステージ3aは慢性腎臓病（CKD）が疑われます。腎臓病はeGFRと尿たんぱくで診断され、尿たんぱくがマイ

ナスの方は、生活習慣の改善（塩分制限など）を指導されます。尿たんぱく±〜+の場合は医療機関を受診しましょう。生活習慣指導と経過観察を要する状態です。

ステージ3bの方は、内科・腎臓専門医の受診が望ましいです。

ステージ4の方は、貧血や高カリウム血症などを合併している可能性もあり、すぐに内科・腎臓専門医を受診しましょう。

ステージ5の方は、透析治療を要する段階に近く、すぐに腎臓専門医のいる医療機関を受診してください。

CKD の生活指導

・適切な塩分・たんぱく質の制限食、適切な水分量
・禁煙および節酒
・定期的な運動、十分な睡眠
・血糖や血圧の管理
・腎臓に負担のかかる薬を避ける

Doctor's advice

2歳年をとると eGFR 値は1ずつ低下し、80歳では20歳の半分ぐらいの腎機能になります。eGFR 値で薬の投与量を決めることもあるため、通院時に血液検査の結果をお持ちください。

尿酸

プリン体の分解でできる尿酸の値を確認

検査概要　プリン体（DNAの構成成分）が体内で分解されて尿酸になります。プリン体を多く含む食べ物やお酒をとりすぎると、尿酸値が高くなり、痛風になる可能性があります。

基準値　2.1 ～ 7.0 mg/dL

 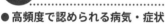

高 疑われる主な病気・症状

● 高頻度で認められる病気・症状

痛風

● とくに重大な病気・症状

白血病、多発性骨髄腫、多血症、心不全、腎障害、糖尿病性腎症、アシドーシス、糖原病

● その他

高たんぱく・高カロリーの食事、アルコール過飲

低 疑われる主な病気・症状

● 高頻度で認められる病気・症状

重症肝障害

● とくに重大な病気・症状

ウイルソン病、キサンチン尿症、ファンコニ症候群、気管支がん、シスチン尿症、重金属中毒

● その他

妊娠、サリチル酸投与、ステロイドホルモン投与

尿酸という言葉は「尿に排泄される酸」が語源のようです。遺伝子であるDNAの構成成分のひとつであるプリン体は、ほとんどすべての食材に含まれています。このプリン体が体内で分解されて尿酸になります。

プリン体の7〜8割は体内で作られています。すなわち、食べ物から体に取り入れられるプリン体は2〜3割にすぎません。しかし、**血液内に尿酸が高濃度であり続けて、関節などで結晶化すると痛風になり、腎臓で結晶化すると尿路結石や腎障害を引き起こします。**

　ところで、「ビールはプリン体が多いので、痛風の人は避けましょう」という話を耳にしたことはありませんか。他に、プリン体をより多く含む食材には、鶏レバー、マイワシの干物、タラコなどがあります。イクラもよく引き合いに出されますが、現実には少ない方に分類されています。

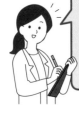

Doctor's advice

尿酸値が高い場合、まず生活習慣の改善が求められます。肥満の解消、食事内容の見直し（プリン体を多く含む食品を避ける、水分を多めにとる、アルコールを控える等）、適度な運動などです。尿酸値が改善されなければ、薬による治療が始まります。血中の尿酸値を下げる薬は、長期的に根気よく続ける必要があります。

総コレステロール

 血液検査

善玉・悪玉のコレステロール総数を確認

 血液中でそれぞれ異なった働きをするLDL・HDLコレステロール、中性脂肪全体の値。各々の数値と併せて結果を判断します。

基準値　142 ～ 248 mg/dL

 疑われる主な病気・症状

● **高頻度で認められる病気・症状**

高コレステロール血症、脂肪肝、動脈硬化、肥満、脂質異常症

● **とくに重大な病気・症状**

甲状腺機能低下症、ネフローゼ症候群、閉塞性黄疸、糖尿病、骨髄腫、悪性腫瘍

※通常、食後には値が高くなります。

低 疑われる主な病気・症状

● **高頻度で認められる病気・症状**

肝硬変、貧血、栄養障害

● **とくに重大な病気・症状**

肝臓がん、甲状腺機能亢進症、アジソン病

コレステロールと耳にすると不健康物質の塊のように思う人が少なくありませんが、実はコレステロールは、細胞の膜を作り、血管を丈夫にし、副腎皮質ホルモン、

性ホルモン、脂肪の消化を助ける胆汁酸などを作るときに欠かせない重要な物質です。

このように、コレステロールには大切な役割がありますから、**コレステロールは少なければ少ないほどよいというわけではない**のです。肝臓が障害されると、コレステロールの合成能力が低下し、血中のコレステロール値は必然的に低下します。

つまり、コレステロールは体に必要なものですが、悪玉が多いのは困るということです。

コレステロールは、中性脂肪（トリグリセライド）、リン脂質、アポたんぱくと結合してリポたんぱくと呼ばれる物質になります。このリポたんぱくは4種類あり、その中に善玉コレステロールと悪玉コレステロールがあります。悪玉であるLDLコレステロールは動脈の内壁に取り付いて動脈硬化の原因物質となり、善玉であるHDLコレステロールはそれを剥がして動脈硬化を予防します。

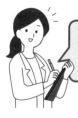

Doctor's advice

総コレステロール値は、善玉コレステロールと悪玉コレステロールと中性脂肪の5分の1を足したものです。

HDLコレステロール

善玉コレステロールの血中濃度をチェック

 血液検査

 検査概要

血中のHDLコレステロールの量を調べる検査です。この値が高いと、動脈硬化を予防するよい状態と考えられます。

基準値	40 mg/dL以上

高 疑われる主な病気・症状

コレステリルエステル転送たんぱく欠損症、薬剤の影響（例：脂質異常症治療薬、ビタミン製剤、女性ホルモン剤、糖尿病治療薬）

●とくに重大な病気・症状

肝性リパーゼ欠損症、アポたんぱくC-III異常、長期多量飲酒、原発性胆汁性肝硬変、肺気腫

※高値はよい状態ではありますが、場合によっては上記のような病気の可能性があります。

低 疑われる主な病気・症状

●高頻度で認められる病気・症状

動脈硬化症、脂質異常症、肥満、糖尿病、甲状腺機能亢進症、肝硬変

●とくに重大な病気・症状

慢性腎不全、骨髄腫

●その他

喫煙、脂質異常症治療薬の影響

いわゆる善玉コレステロールです。

リポたんぱくは4種類あり、その中にHDLコレステロール（善玉）とLDLコレステロール（悪玉）があります。LDLコレステロールは動脈の内壁に取り付いて動脈硬化の原因物質となり、HDLコレステロールはそれを剥がして動脈硬化を予防します。HDLコレステロール＝総コレステロールーLDLコレステロールー（中性脂肪/5）の計算式で求められます。

高HDLは長寿症候群ともいわれるように、通常は好ましい状態と考えてよいようです。

動脈硬化の危険因子は次の通りです。

①悪玉コレステロールが多い

②善玉コレステロールが少ない

③高血圧

④タバコ

⑤糖尿病とその予備群（耐糖能異常）

⑥男性45歳以上または女性55歳以上

⑦心臓病を起こした家族がいる

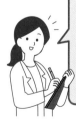

Doctor's advice

コレステロールなどの脂質が高い場合を以前は「高脂血症」といっていましたが、善玉は総じて高値の方が望ましく、単に「高脂血症」と呼ぶのは適切ではない場合もあることから、2007年に「脂質異常症」と病名が変更になりました。

LDLコレステロール

血液検査

悪玉コレステロールの血中濃度を確認

血中のLDLコレステロールの量を調べる検査です。この値が高いと動脈硬化が促進されるため、生活習慣の改善などの対応が必要になります。

基準値　60 ～ 119 mg/dL

 疑われる主な病気・症状

脂質異常症、動脈硬化症、ネフローゼ症候群、糖尿病、肥満、家族性高コレステロール血症、閉塞性黄疸
※加えて心筋梗塞、脳梗塞などの血管系の病気になる危険性が高くなります。

 疑われる主な病気・症状

肝硬変、慢性肝炎、甲状腺機能亢進症、家族性低コレステロール血症など

　いわゆる悪玉コレステロールです。水には溶けませんが、エーテルなどの有機溶媒に溶ける成分を脂質といいます。その脂質には、脂肪、脂肪酸、ステロイド、リン脂質、糖脂質、リポたんぱく質などがあります。コレステロールは脂肪酸のひとつですが、中性脂肪（トリグリセライド）、リン脂質、アポたんぱくと結合してリポたんぱくと呼ばれる物質になります。

リポたんぱくの構造は下図のようになっています。粒子の外側は水になじみやすいように（親水性の）リン脂質やアポたんぱくと呼ばれる物質からできた膜でコーティングされています。そして、粒子の内側には（疎水性の）コレステロールや中性脂肪があります。内側の構成で、コレステロールの量が多くぽてっとした物が悪玉コレステロールであり、コレステロールの量が少なくて引き締まったものが善玉コレステロールです。

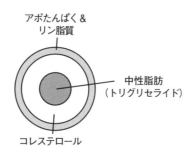

リポたんぱくの構造

アポたんぱく＆
リン脂質

中性脂肪
（トリグリセライド）

コレステロール

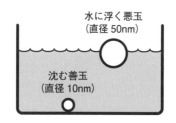

水に浮く悪玉
（直径 50nm）

沈む善玉
（直径 10nm）

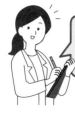

Doctor's advice

悪玉コレステロールが活性酸素とくっつくと、動脈硬化へ一直線です。動脈硬化は、脳梗塞や心筋梗塞などの原因となります。

Non-HDLコレステロール

血液検査

動脈硬化を診断する総悪玉コレステロール値

検査概要 LDLコレステロールを含むすべての悪玉コレステロールの量を調べる検査で、動脈硬化のリスクを計る指標として、また、脂質異常症の診断基準としても用いられます。

基準値　90 ～ 149 mg/dL

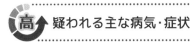

高 ↑ 疑われる主な病気・症状 ↗

脂質異常症

Non-HDLコレステロールは、総コレステロール値からHDL（善玉）コレステロール値を引いたものです。血液中にはLDL（悪玉）コレステロールとは別の悪玉が潜んでおり、それらを含めたすべての悪玉の量を表すのがNon-HDLコレステロール値です。すなわち、Non-HDLコレステロールとは"総悪玉コレステロール"ともいえます。

Non-HDLコレステロール値は、動脈硬化の進行を早める重要な意味を持つことから、脂質異常症の診断基準にも含まれています。

従来の検査でコレステロールは正常と診断された方でも、Non-HDLコレステロールでは異常となる場合があります。

通常、LDLコレステロール以外の悪玉はごくわずかですが、それらの悪玉は中性脂肪と一緒になって血液中に存在します。すなわち、中性脂肪値が高い方はそれらの

悪玉の量も多いはずで、その分、動脈硬化にもなりやすいといえます。また、LDLコレステロールを正確に測定するためには、空腹時に検査を行う必要がありますが、Non-HDLコレステロールは空腹時か否かに関わらず測定することができます。

中性脂肪(トリグリセライド)

血液検査

体内の過剰な脂肪分の量をチェック

検査概要

体内の過剰な脂肪分（中性脂肪）をチェックする検査です。中性脂肪はエネルギー源として大切な物質ですが、摂りすぎると動脈硬化のリスクが高くなります。

基準値 30 ～ 149 mg/dL (空腹時採血)
　　　　 ～ 174 mg/dL (随時採血)

高 ↑ 疑われる主な病気・症状

● **高頻度で認められる病気・症状**
　脂質異常症、肥満、脂肪肝、アルコール性肝障害、ネフローゼ症候群、糖尿病

● **とくに重大な病気・症状**
　内分泌疾患

※食べすぎ、運動不足、飲酒で容易に高くなります。

低 疑われる主な病気・症状

● **高頻度で認められる病気・症状**
　空腹、栄養障害

● **とくに重大な病気・症状**
　肝臓病、アジソン病、甲状腺機能亢進症

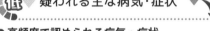

　私たちの体は飢餓に備えて、食べたものから得られるエネルギーをストックしておくことができます。そのストックは脂肪の形で保持されますが、貯めすぎると過剰

な皮下脂肪がついて肥満になります。

　脂肪の形態には、中性脂肪（トリグリセライド）、コレステロール、リン脂質、遊離脂肪酸などがありますが、**私たちの皮下脂肪のほとんどが中性脂肪**です。脂肪の蓄積が過剰になり始めると、血液中にも中性脂肪が常に余分に存在し、動脈硬化を進行させます。中性脂肪値は食後30分ぐらいから上昇し始め、5時間前後で最も高くなります。**中年以降の男性で脂質異常症と診断される人の4割は、中性脂肪値の異常高値によるもの**です。1,000mg/dL以上の場合は、急性膵炎を起こしやすいので治療が必要です。

　若い患者さんから「痩せたいのですがよい方法はありませんか」と聞かれた際には、「食べない、動かない」と答えていました。しかし、中高年になると基礎代謝が下がってくるので、「食べない、動かない」でいても、なかなか「痩せられない」体になってしまいます。また、極端なことは避け、なるべく動くように、なるべく食べるカロリー量を減らすように、そしてそれを継続することです。

　しかし、「禁煙とダイエットは毎日始められる」といわれますが、なかなかそれを継続することが難しいと思います。あれをしないでおこう、これを試そうなどと、たくさん目標を掲げても難しいので、とりあえずひとつだけにしてみてはいかがでしょうか。例えば、間食をやめてみましょう。ひとつできれば、意外と2つ目もできるようになるものです。

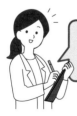

Doctor's advice

痩せるには腹八分目から始めましょう。それだけでも1週間続けられれば、体重は確実に減ります。

column

中性脂肪とは

　本来、身体には中性脂肪が必要です。食べ物に含まれる脂肪分は、小腸で胆汁酸と膵液に含まれる脂肪分解酵素によって、遊離脂肪酸とグリセロールと呼ばれる、吸収されやすいごく小さな形に分解されます。これらのものは、吸収された後に再び中性脂肪に合成され、血液で全身に運ばれて燃焼し、エネルギーの元になります。使い切れなかった余剰分は、まず肝臓に貯められますが、多すぎると全身に散らばり、脂肪として残ります。たんぱく質や炭水化物もほぼ同様にエネルギーとして使われますが、余剰分はやはり脂肪になってしまいます。ですから、飽食を続けると、食べすぎて余ったエネルギー分はすべて脂肪になり、それが過剰に蓄積されて体重が増加すると、肥満症になります。

中性脂肪が過剰に蓄積されると……

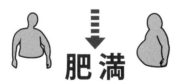

肥満

皮下脂肪型肥満

▼

皮下に脂肪が蓄積し、
お尻や下半身が
大きくなるタイプ

内臓脂肪型肥満

▼

内臓周辺に脂肪が付き、
お腹が
ポッコリ出るタイプ

総ビリルビン（T-Bil）

血液検査

総数、直接型、間接型の 3 種類の数値に注意

検査概要　ビリルビンは赤血球に含まれる色素で、直接ビリルビンと間接ビリルビンがあります。肝臓の状態を調べる検査です。

基準値
- 総ビリルビン：0.4 〜 1.5 mg/dL
- 直接ビリルビン：0.3 mg/dL以下
- 間接ビリルビン：0.5 mg/dL以下

高 疑われる主な病気・症状

● 総ビリルビンが高い

　急性肝炎、劇症肝炎、慢性肝炎、肝硬変、肝臓がん、胆石症、胆のうがん、胆管がん、胆道閉塞、体質性黄疸、薬物性肝障害

● 直接ビリルビンが高い

　①胆石症や悪性腫瘍により胆道が閉塞されて胆汁がうっ滞する、②体質性、③細胆汁性肝炎、原発性胆汁性肝硬変、重症感染症、④急性肝炎、肝硬変症、劇症肝炎、肝臓がん

※通常①から④になるに従って、より重症となります。

● 間接ビリルビンが高い

　①体質性、②サラセミア、鉄欠乏性貧血、③溶血性疾患、悪性貧血、肺梗塞、敗血症、甲状腺機能低下症

※通常①から③になるに従って、より重症となります。

　赤血球は、作られて約120日で寿命が尽きて崩壊します。このとき赤血球の赤み成分であるヘモグロビンは、血球のひとつであるマクロファージによって分解された

後、酵素の働きでビリルビンと呼ばれる黄色い色素に変換されます。これが「(水に溶けにくい) 間接ビリルビン」です。間接ビリルビンは遊離型ビリルビンともいいます。

間接ビリルビンは、肝臓で「(水に溶けやすい) 直接ビリルビン」と呼ばれるものに変化します。直接ビリルビンは、抱合型ビリルビンともいいます。間接ビリルビンと直接ビリルビンを合わせたものが「総ビリルビン」です。

直接ビリルビンは胆汁中に排泄され、胆管を通って胆のうに貯留された後、さらに十二指腸に出て糞便中に排泄されます。その途中で、腸内にあるときにビリルビンの一部は再吸収されて肝臓に戻ります（腸肝循環）。ビリルビンは、腸内で細菌によってステルコビリノーゲンと呼ばれる色素に変換され、これが糞便の褐色色素となります。ビリルビンは、腎臓でウロビリンと呼ばれる物質に変換されます。尿の黄色はこのウロビリンの色です。

肝臓や胆管に障害があると、赤血球が寿命を待たずに破壊され、その結果ビリルビンが大量に血液中に増加します。ビリルビンの量が極端に多くなると、皮膚や目の結膜に黄疸として現れます。

肝臓は予備能力が大きいので、症状が出たときには、病気はかなり進行しています。肝臓が「沈黙の臓器」といわれるゆえんです。ですから、検査でビリルビン値が高い人は早めの対応が必要です。肝臓に負担を与える三大原因は、病気を除くとアルコール、薬、喫煙です。アルコールは肝臓で分解されてアセトアルデヒドに変わりますが、アセトアルデヒドは肝臓細胞を傷つけます。

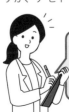

Doctor's advice

加工食品に含まれる食品添加物も肝臓で解毒されるので、肝臓の負担を減らすためにも加工食品は避けた方がよいでしょう。

アスパラギン酸アミノトランスフェラーゼ AST（GOT）/ アラニンアミノトランスフェラーゼ ALT（GPT）

血液検査

肝臓細胞に含まれる代表的な酵素

AST（GOT）とALT（GPT）は肝臓などの細胞に含まれる酵素です。AST（GOT）は肝臓の状態、ALT（GPT）は心臓などの状態を調べる検査です。

基準値	AST(GOT)：**30** U/L以下
	ALT(GPT)：**30** U/L以下

 高 ↗ 疑われる主な病気・症状 ↗

● 高頻度で認められる病気・症状

急性肝炎、慢性肝炎、脂肪肝、アルコール性肝炎、胆汁うっ滞

● とくに重大な病気・症状

劇症肝炎、心筋梗塞、筋疾患、肝臓がん

※飲酒、運動、肥満、甲状腺機能亢進症、ステロイド剤の服用により、値が高くなる場合もあります。

※以下のような傾向もあります。

AST（GOT）< ALT（GPT）：急性肝炎、薬剤性肝炎、脂肪肝、肝硬変の初期、胆汁うっ滞

AST（GOT）> ALT（GPT）：劇症肝炎、慢性肝炎、アルコール性肝炎、肝硬変の中期以降、原発性肝臓がん、溶血性貧血、うっ血性心不全、心筋梗塞、筋ジスト

1章
健康診断・人間ドックの基本的な検査

肝臓には、2,000種類ほどの酵素があり、常に何百もの化学反応を司っています。肝臓の細胞ひとつが作るたんぱくは、1分間に100万個もあるそうです。

そのような肝臓の酵素の代表的なものがAST（GOT）とALT（GPT）です。これらは、ほぼ同じ役割を持ち、たんぱく質を分解して身体が必要とするアミノ酸を取り出す働きがあります。

健康な状態でも、これらの酵素は血液中にある程度は流れ出しています。そして細胞が炎症などで破壊されると、破壊の程度に応じた量の酵素が血液中に漏れ出します。ALT（GPT）の数値が高いときには、肝臓に障害が発生したことがすぐにわかるので、急性肝炎や慢性肝炎、肝硬変などの肝疾患を診断する上で重要な検査となります。AST（GOT）は、心臓や赤血球、腎臓、筋肉などにも存在しますので、AST（GOT）のみが上昇している場合には心筋梗塞や筋肉の破壊が疑われます。

γ-GTP

肝臓や胆管の障害に真っ先に反応する酵素

検査概要 γ-GTPは肝臓や腎臓などの細胞に含まれる酵素で、アルコールを飲みすぎると肝臓の細胞から多く出るため、アルコール性肝障害の診断に欠かせない検査です。

基準値　50 U/L以下

 疑われる主な病気・症状

● 高頻度で認められる病気・症状

　肝臓疾患(アルコール性肝障害、急性肝炎、慢性肝炎、薬剤性肝障害、肝硬変、脂肪肝、肝臓がん)、胆道疾患(胆石、胆道がん)、膵臓疾患(膵臓がん、膵炎)、心筋梗塞

　γ-GTPは肝臓、腎臓、膵臓、血液中などに含まれていて、AST(GOT)やALT(GPT)と同様にたんぱく質を分解してアミノ酸を取り出す酵素です。肝臓や胆管に障害が生じると、他の酵素より早期に反応を示します。ですから肝臓障害の鋭敏なマーカー(目安)としても有用です。

　とりわけ、アルコール性肝障害の診断に欠かせない検査ですが、**飲酒の習慣がない方でも、肝臓・胆のうの病気、薬の副作用の影響で、数値が上がることがあります。**

　γ-GTPの値のみが高値を示す場合は、アルコールが原因の可能性が高いとみなしてください。γ-GTP値を上昇させやすい薬には、向精神薬、抗けいれん薬、副腎皮質刺激ステロイド薬などがあります。

アルカリフォスファターゼ(ALP)

 血液検査

肝臓により多く含まれる酵素のひとつ

 ALPは、多くの臓器や器官に含まれる酵素です。ALPは6種類のタイプがあり、そのタイプを調べると、どの臓器に障害があるかがわかります。

基準値　38 ～ 113 U/L

高 疑われる主な病気・症状

● 高頻度で認められる病気・症状

胆汁うっ滞(肝臓内の原因:肝炎、アルコール性肝障害、肝硬変、薬の副作用、妊娠中のホルモン変化/肝臓以外の原因:胆管内の結石、胆管狭窄、胆管がん、膵臓がん、膵炎)、閉塞性黄疸

● とくに重大な病気・症状

骨疾患（転移性骨肉種）、悪性リンパ腫、白血病、甲状腺機能亢進症、慢性腎不全、肝膿瘍、サルコイドーシス、栗粒結核、アミロイドーシス、甲状腺機能亢進症

※ALPの値が高く、GOTやGPTの値にも異常がある場合は、肝臓や胆道系の病気が強く疑われます。ALP値やγ-GTP値が同時に上昇していれば、胆道の狭窄・閉塞、肝臓内のうっ血です。ALPの値が高いにもかかわらず、GOTとGPTが異常値ではない場合には、肝臓や胆道系以外の病気が疑われます。専門的な検査（ALPアイソザイム検査）の実施が望まれます。

アルカリフォスファターゼ（ALP）は、アルカリ性の状

況下でリン酸化合物を分解する酵素です。この酵素は全身（肝臓、骨、胎盤、小腸など）の細胞に含まれていますが、とりわけ胆道系（胆のう、胆管）の毛細胆管と呼ばれる部分に多く存在します。ALPは胆汁とともに肝臓から出て、胆管を経て十二指腸に流れていきます。したがって、この経路に胆汁うっ滞性肝炎や総胆管結石あるいは腫瘍ができると、胆汁は流れにくくなり、黄疸が生じて、必然的にALPは基準値の数倍に上昇します。抗菌薬の副作用として生じる薬剤性肝炎でも、黄疸とともに数倍に上昇します。

　ALPは臓器によりアイソザイムと呼ばれる6種類のタイプに分類されています。アイソザイムとは、同じ働きを持つけれど構造式が異なる酵素のことです。ALP1、2は肝臓、3は骨、4は胎盤、5は小腸、6は免疫グロブリン結合型です。**このアイソザイムのタイプを調べると、どの臓器に障害があるかがわかります。**例えば、胆石や腫瘍などで胆汁の流れが悪くなると、胆汁の中のALPが血液中に漏れ出てALP1と2がともに高値となります。ただし、いずれも肝細胞に含まれる酵素であるAST/GOT、ALT/GPTなど他の肝機能検査が異常値でない場合は、肝臓や胆道系以外の病気が疑われます。

　ALPは、骨の成長でも上昇しますから、小児では成人の2〜4倍の値になります。また、胎盤でも作られますから、妊娠時には2〜3倍の高値になることがあります。

Doctor's advice

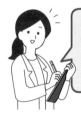

基準値を超えていたら、血液検査、腹部超音波、腹部 CT を行い、原因を推定しながらアイソザイム（働きは同じで構造式が異なる酵素）と呼ばれる酵素も測定します。

血糖値

肝臓により多く含まれる酵素のひとつ

血液検査

検査概要

血糖値とは、血液中のブドウ糖の濃度のことです。空腹時や食後の血糖値などを調べ、数値が高い場合は糖尿病が疑われます。

基準値	空腹時：**99** mg/dL以下かつ HbA1c：**5.5**%以下

高 疑われる主な病気・症状

● **高頻度で認められる病気・症状**

糖尿病

● **とくに重大な病気・症状**

膵炎、肝炎、肝硬変、甲状腺機能亢進症、脳下垂体機能亢進症、副腎機能亢進症、悪性腫瘍、感染症

● **その他**

ストレス、暴飲暴食、運動不足、肥満

低 疑われる主な病気・症状

● **高頻度で認められる病気・症状**

インスリンノーマ

● **とくに重大な病気・症状**

肝臓がん、ガラクトース血症、糖原病、副腎機能低下症、脳下垂体機能低下症、肝疾患、アジソン病、胃腸疾患、本態性小児低血糖症

● **その他**

絶食

血糖とは、血液中のブドウ糖のことです。ブドウ糖はエネルギー源ですから、血液中の濃度が下がると思うように動けなくなります。下がりすぎると、短時間で脳に障害をきたします。40 mg/dL以下まで低下すると傾眠（軽度の意識障害）となり、30 mg/dL以下まで低下するとけいれんがはじまり、それ以下になると死亡の恐れもあります。

　しかし、血糖値が上がりすぎたからといって、普段よりも元気になるわけではありません。**高血糖が持続すると血液はドロドロの状態となり、血液中の過剰なブドウ糖が血管を詰まらせて神経障害をきたし、糖尿病の三大合併症である網膜症、腎症、神経症が出現します。**ただし、高血糖による障害・症状は、極端な低血糖のようにごく短時間のうちに出現するものではありません。健康な人であれば、血糖値を基準値の範囲内に収めるように調整する機能があります。その機能を持つのがインスリンあるいはグルカゴンと呼ばれるホルモンです。

75 gブドウ糖負荷試験

　初期の糖尿病や予備群の患者さんの場合に、耐糖能（血糖値を正常に保つ能力）を調べ、早期発見のために行う検査です。

　『糖尿病診療ガイドライン2019』では、
　① 空腹時血糖値：110 〜 125 mg/dL
　② 随時血糖値：140 〜 199 mg/dL
　③ HbA1c：6.0 〜 6.4%
　の方は、75 gブドウ糖負荷試験を強く推奨されています。

[手順]
　1．前夜9時以後、検査が済むまで絶食する。
　2．空腹のまま採血して、血糖値を測定する。
　3．ブドウ糖75gを溶かした水を飲む（糖負荷）。
　4．ブドウ糖負荷後、30分、1時間、2時間後にそれ
　　　ぞれ採血して血糖を測定する。

[判定基準]
　正常型：空腹時110 mg/dL未満、負荷2時間後
　　　　　　140 mg/dL未満
　糖尿病型：空腹時126 mg/dL以上、負荷2時間後
　　　　　　200 mg/dL以上
　境界型：正常型にも糖尿病型にも含まれない値
[注]
　空腹時血糖が100～109 mg/dLは正常型ですが、「正
常高値」としています。糖尿病に移行する可能性が高い
です。

糖尿病の三大合併症

[糖尿病網膜症]
　我が国では、成人の失明原因の第3位となっています。
網膜は眼底にある薄い神経の膜で、細かい血管が張り巡
らされています。血糖の高い状態が長く続くと、網膜の
血管は少しずつ損傷して、血管が詰まってしまいます。
血管が詰まると、それを補うために新しい血管ができる
のですが、この新しい血管は脆く簡単に破れてしまうた
め、網膜剥離になり、やがて失明に至るのです。

[糖尿病性腎症]
　透析療法を受ける患者さんの原因疾患の第1位となっ
ています。腎臓の糸球体は、毛細血管の塊です。糖尿病

で血糖値の高い状態が長期間続き、全身の動脈硬化が進行すると、糸球体においても細かな血管の網の目が破れたり詰まったりして、老廃物をろ過することができなくなります。

[糖尿病神経障害]

　神経障害が発生すると、足の感覚が麻痺して、けがをしても気づきにくくなります。その結果、傷めた箇所が放置されて、足の潰瘍や壊疽を引き起こし、場合によっては足を切断しなければならないこともあります。

　これらの三大合併症のほかに、糖尿病性大血管症と呼ばれる動脈硬化症もあります。進行すると、脳梗塞、虚血性心疾患、脚の壊疽などが生じます。

血糖値スパイク

　空腹時血糖は正常でも、食後1〜2時間に、急激に血糖値が140 mg/dLを超すことがあります。このように血糖値の動きが棘状（スパイク）になることを「血糖値スパイク」といいます。このスパイクによって血管の壁が傷つけられると、動脈硬化を引き起こし、心筋梗塞や脳梗塞のリスクが高くなります。

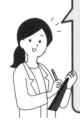

Doctor's advice

糖尿病を予防するためには、自分の適切なエネルギー量を知っておくことが大切です。1日の適正なエネルギー量（kcal）は標準体重（kg）×身体活動量。標準体重（kg）は身長（m）×身長（m）×22。身体活動量は活動内容によって異なります。デスクワーク中心の方は25〜30 kcal、立ち仕事中心の方は30〜35 kcal、力仕事中心の方なら35 kcal以上となります。

ヘモグロビン・エーワン・シー(HbA1c)

直近の1〜2カ月の血糖状態がわかる

血液検査

検査概要

HbA1cは赤血球中のヘモグロビンと血液中のブドウ糖が結合したものです。この検査で直近の過去1〜2カ月の血糖状態がわかります。

基準値	空腹時血糖：**99** mg/dL以下かつ
	HbA1c：**5.5%**以下

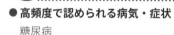

高 疑われる主な病気・症状

● **高頻度で認められる病気・症状**

糖尿病

● **とくに重大な病気・症状**

腎不全、慢性アルコール中毒、胎児ヘモグロビン(HbF)増加

HbA1cは、赤血球中のヘモグロビンと血液中のブドウ糖とが結合したもので、グリコ(糖化)ヘモグロビンとも呼ばれます。血糖値が高いほどHbA1cが形成されやすくなりますので、糖尿病ではこの値が増加します。ヘモグロビンの寿命は約4カ月ですから、この検査で直近の過去1〜2カ月の血糖状態がわかります。

肝硬変や貧血を有する場合は、赤血球の寿命が短くなり、HbA1cは低値を示し、正確な測定ができません。この場合は、グリコアルブミン(GA)の値を測定します。

高血糖（値）はなぜ困る？

◆ 血液がドロドロになる

　極端な表現ですが、糖尿病とは血液のシロップ漬け、全身の砂糖漬けにほかなりません。もう少し穏やかに表現しても、糖尿病とは血液が「ドロドロ」の状態なのです。

◆ たんぱく質が糖化する

　血液中のブドウ糖が多い状態になると、体の中のさまざまな成分に糖分がくっつきます。これを糖化と言います。細胞を形作るたんぱく質の糖化とは、先に述べた砂糖漬けの状態のことです。この状態になると、細胞は本来の仕事がスムーズにできなくなり、活性酸素を増加させます。たんぱく質の糖化現象が連鎖反応的に進むと、活性酸素が体内でどんどん増えていき、体全体に悪影響が及びます。

◆ 酵素の活動が低下する

　細胞が活動するためには、酵素と呼ばれる物質が必要です。酵素は水や酸素と同じように、私たちが生きている上で必要不可欠なものです。酵素は全身に存在し、胃には消化酵素があり、肝臓には飲んだお酒を分解するアルコール分解酵素があります。脳にも筋肉にも腎臓にも、酵素は存在します。

　酵素は、細胞が元気（栄養素）を取り込むために必要な、とても大切な働き手です。高血糖になると、これらの酵素の働きが抑えられます。例えば、ある酵素に元気がなくなると、血管の壁と隣り合わせにある細胞に栄養素を送り込むことができなくなり、その結果、細胞は栄養不足に陥り壊れてしまいます。

◆ 血栓ができやすくなる

　血糖値が高いと、血小板の中に含まれている凝集素（血液を凝固させる物質）が非常に多くなります。その結果、血液が固まりやすい状況に陥り、毛細血管で血栓ができ

やすくなるのです。

　さらに悪いことに、血糖値が高いと、血液の凝集を予防する抗凝集素の作用も低下してしまいます。つまり、血糖値が高いと、毛細血管の壁を形作っている細胞が破壊されるうえに、中を流れる血液が固まりやすくなるという困った状況になります。そうなると、髪の毛よりもっともっと極細の毛細血管の中では、容易に血栓が生じ、そこから先への血液は途切れてしまいます。

　その結果は明らかで、血栓から先の細胞は、酸欠のために壊れてしまいます。網膜や腎臓の血管が詰まり、その先の細胞が壊れ始めると、失明や透析への道をたどることになります。

「糖尿病になりやすい」と言われたら
◆ 糖尿病予防
【体重管理】

　BMI値25未満を目指しましょう。肥満（BMI値25以上）の方は、体重を1カ月で3 ～ 5％ずつ減らしましょう。

【運動】

　散歩や自転車、1駅歩くなど、いつもより10分程度多く運動しましょう。

【食事】

　規則正しく3食食べ、ごはんやパン、麺などの主食よりも野菜・魚・肉などの副食をしっかり摂りましょう。食事の最初に野菜やきのこ・海藻類を食べ、それから主食や油物を摂っていただくことが理想です（満腹感が早く得られ、血糖コントロールにもよい食べ方です）。お菓子や甘いものを控えて、飲み物も無糖を選ぶようにしましょう。

【ストレス】

　ストレスがかかるとインスリン（血糖を下げる物質）が効きにくくなります。ストレス解消を心がけましょう。

白血球数（WBC）
免疫機能を持つ白血球の数を確認

血液検査

検査概要

白血球は、細菌などの外敵から身を守る免疫機能の働きがあります。白血球数が増えると感染症が疑われます。白血球数の異常があった場合は、精密検査が必要になります。

基準値　3.1 ～ 8.4 10³/μL

※ 10³ ＝千

高 疑われる主な病気・症状

● 高頻度で認められる病気・症状

急性扁桃炎・急性肺炎・胆のう炎・腎盂腎炎・虫垂炎など急性炎症一般、細菌性感染症、術後感染

● とくに重大な病気・症状

白血病、敗血症、がん、心筋梗塞
※外傷、喫煙でも高くなります。

低 疑われる主な病気・症状

● とくに重大な病気・症状

再生不良性貧血、放射線による被害、抗がん剤の副作用

● その他

ウイルス感染症、薬剤アレルギー、肝硬変、全身性エリテマトーデス

白血球は本来、細菌などの外敵から身体を守るための免疫機能を果たす、大切な防衛軍です。外敵が侵入して

くると、私たちの身体はこれを撃退するために白血球数を増やします。例えば、細菌性感染症にかかると白血球数が増えますが、その増え方で炎症の強さが推測できます。逆に、**高熱を発しているのに白血球数があまり増えていない場合、ウイルス感染が疑われます。**このように、白血球数の数値はウイルス感染診断の根拠になることがよくあります。

　白血球は、数が少ないと感染しやすくなります。一方、白血病などの血液疾患では異常に増えることがあります。20万個を超すこともまれではありません。ですが、数が多いとはいえ未熟な白血球ばかりですので、本来の働きはできません。

　新生児・乳幼児は成人より白血球が多めです。食事、入浴、運動、ストレス、喫煙などにより10数％の変動があります。また、昼間と朝・夜でも数が変わります。多少正常値から外れていても、とくに自覚症状がないのならば、さほど心配しなくて構いません。

　白血球数はわずかな体調の変化で上昇します。それだけでなく、健康な人でも基準値から外れていることがありますから、**「白血球数の異常＝病気」とは限りません。**ですから、白血球が急に増えたからといって、そんなに心配しなくてもいいようなものですが、気になる方は念のためにもう一度検査を受けて下さい。そして、やはり基準値から離れているときには、精密検査を受けましょう。そこまでやって原因がわからない場合でも、健康にまったく問題がないという人は多くいます。

赤血球数（RBC）

血液検査

全身に酸素を運ぶ赤血球の数を確認

検査概要　赤血球は、全身の細胞に酸素を運ぶ働きがあります。赤血球が減ると貧血になり、増えすぎると血管が詰まりやすくなります。

基準値
男性 435 ～ 555 10⁴/μL
女性 386 ～ 492 10⁴/μL

※ 10^4 ＝万

高 疑われる主な病気・症状

●軽度

激しい発汗、嘔吐、下痢、熱傷などにより、体液が喪失した状態（脱水）では、赤血球の絶対数には変化がありませんが、相対的に高い値を示します。

●重度

赤血球の数が増えすぎて600万個を超すことがあります。多血症（赤血球増多症）と呼ばれる状態です。血液が濃くなって流れにくくなり、血管が詰まりやすくなります。診断基準としては、赤血球数600万/uL以上、ヘモグロビン濃度18/dL以上、ヘマトクリット値54%以上で多血症と診断されます。

●その他

副腎皮質機能異常。アスリートが酸素運搬能力向上のため、高地トレーニングや低酸素環境でのトレーニングを取り入れているときには、赤血球数が増えます。また、ドーピングでも赤血球数が増えることが知られています。

疑われる主な病気・症状

● 軽度

　鉄欠乏性貧血（女性に多い）、慢性的な出血性貧血（月経、子宮筋腫、胃がん、胃潰瘍、痔、泌尿器系の病気）

● 重度

　外傷による出血、何らかの理由で生じた急性の体内での出血、悪性貧血、再生不良性貧血、溶血性貧血、白血病

　赤血球は全血球の99％を占めます。赤血球はヘモグロビンと呼ばれる赤色色素を取り込めるだけ取り込んでいるので、赤く見えます。血液が赤いのは、このヘモグロビンの色です。ヘモグロビンは酸素が多いところでは酸素と結びついて二酸化炭素を放出し、酸素が少ないところでは酸素を放出して二酸化炭素と結びつくという性質を持っています。この性質より、全身の細胞に酸素を運び届けるという大切な機能を果たしています。

　赤血球数が減ると、酸素の運搬能力が低下します。貧血の状態です。貧血になると、息切れがする、動悸がする、疲れやすいなどの症状が現れます。一方、赤血球の数が多すぎると、血液がねっとりとして流れが悪くなり、血管が詰まりやすくなります。

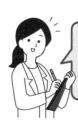

Doctor's advice

赤血球数はその数のみでなく、大きさ、血色素量（ヘモグロビン）の量も重要です。大きいとビタミン B_{12} や葉酸欠乏、小さいと鉄欠乏が疑われ、治療法が異なります。

赤血球恒数（赤血球指数）

赤血球の容積やヘモグロビン量などを確認

血液検査

検査概要　赤血球恒数は、3種類の検査値（赤血球の容積、色素量、色素濃度）があり、どのタイプの貧血なのかを診断する際に用いられます。

基準値
平均赤血球容積(MCV)：83.6〜98.2 fL
平均赤血球色素量(MCH)：27.5〜33.2 pg
平均赤血球色素濃度(MCHC)：31.7〜35.3%

高　疑われる主な病気・症状

●平均赤血球容積(MCV)が増加

大球性正色素性貧血（ビタミンB_{12}欠乏による悪性貧血、葉酸欠乏性貧血、代謝異常）

低　疑われる主な病気・症状

●MCV、MCH、MCHCがすべて低い

小球性低色素性貧血（鉄欠乏性貧血、慢性出血による貧血、鉄芽球性貧血、妊娠貧血、無トランスフェリン血症、地中海性貧血[サラセミア]）

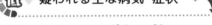

　赤血球恒数（赤血球指数）には、平均赤血球容積(MCV)、平均赤血球色素量(MCH)、平均赤血球色素濃度(MCHC)の3種類があります。

　MCV、MCH、MCHCがほぼ基準値の範囲内なのに貧血症状を呈する場合は、正球性正色素性貧血（再生不良性貧血、溶血性貧血、腎性貧血、急性出血、白血病、感染症・悪性腫瘍による貧血）の可能性も考えられます。

血色素量(ヘモグロビン、Hb)
赤血球の赤色色素の量を確認

血液検査

検査概要

ヘモグロビンは赤血球の赤色色素で、全身に酸素を運ぶ働きがあります。この値が低い場合に最も考えられるのが、鉄欠乏症性貧血です。

基準値	
男性	**13.1～16.3** g/dL
女性	**12.1～14.5** g/dL

高 ↑ 疑われる主な病気・症状

● **高頻度で認められる病気・症状**

脱水、睡眠時無呼吸症候群

● **とくに重大な病気・症状**

多血症

 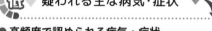

低 疑われる主な病気・症状

● **高頻度で認められる病気・症状**

　女性に多い鉄欠乏性貧血に代表される各種の貧血。赤血球数の減少と同時に、1個の赤血球に含まれるヘモグロビンが減少している状態は「小球性低色素性貧血」と呼ばれます。小球性低色素性貧血の原因としては鉄欠乏性貧血、慢性疾患による貧血（ACD：anemia of chronic disease)、無トランスフェリン血症などがあります。慢性疾患とは、結核、膠原病などの慢性炎症、悪性腫瘍を指します。

　一方、赤血球数は減少しているものの、1個の赤血球に含まれるヘモグロビンに異常がない場合は「正球性正

色素性貧血」と呼ばれます。

● その他
　妊娠

　ヘモグロビン（Hb）とは赤血球の赤色色素であり、血液が赤いのはこのHbの色です。Hbはヘム鉄とグロビン（たんぱく質の一種）で構成されており、肺から全身へと酸素を運ぶ役割を担っています。

　Hbが基準値よりも低いときに、最も考えられる病気は鉄欠乏性貧血です。鉄分が足りず、血液中のヘモグロビンが作れなくなっている状態です。血液の中のヘモグロビンが減ると、酸素を十分に運べなくなり、全身がいわば酸欠になるのです。

　この鉄不足が原因で起こる鉄欠乏性貧血は、貧血症全体の約7割を占めています。また、**女性の10人に1人が鉄欠乏性貧血**だといわれています。

　鉄欠乏性貧血になる原因として、胃や十二指腸の潰瘍・がんなどによる消化管からの出血、月経による出血、偏食による食事からの鉄分の摂取不足、妊娠に伴う鉄需要量の増大などがあります。一般的に、若い男性では胃や十二指腸の潰瘍や痔、若い女性では月経やダイエットによる鉄の摂取不足、中年女性では子宮筋腫による月経過多が原因となることが多く、さらに男性女性ともに中高年以降では、胃がんや大腸がんが原因となることがあります。

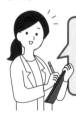

Doctor's advice

ヘモグロビン値を上げるには、豚、牛、鶏肉、レバーペースト、イワシ、カツオ、マグロなどのヘム鉄を含む食品の摂取が有効です。

ヘマトクリット（Ht）

血液
検査

血液の固形成分の割合を測定

検査
概要

ヘマトクリット値は、血液全体に占める赤血球の割合をパーセントで表しています。

基準値	男性 40.7～50.1%
	女性 35.1～44.4%

 高 疑われる主な病気・症状

● 高頻度で認められる病気・症状

激しい発汗、下痢、脱水などで血液が濃縮することによる赤血球数の見かけ上の増加

● とくに重大な病気・症状

多血症

 低 疑われる主な病気・症状

● 高頻度で認められる病気・症状

鉄欠乏性貧血（女性に多い）

● とくに重大な病気・症状

悪性貧血、再生不良性貧血、白血病やがんの転移による貧血

血液（全血）を液体成分と固形成分に分けたとき、固形成分が占める割合がヘマトクリット値になります。固形成分（赤血球、白血球、血小板）の99％は赤血球ですから、ヘマトクリット値とは全血のうちの赤血球の割合を示すことになります。ヘマトクリット値は赤血球恒数（赤血

球指数）の平均赤血球容積（MCV）、平均赤血球色素濃度（MCHC）に連動します。ちなみに、血液中に含まれる液体成分を血清と呼びます。

ヘマトクリットは、新生児・乳幼児や生理前の女性で高くなりやすく、高齢者や妊婦は低めに出ることがあります。日内変動もあり、朝は高く、夕方は低くなる傾向にあります。

ヘマトクリットもヘモグロビンも脱水症状では高い値が出てしまいます。脱水症状は、血液を含む細胞外液の電解質（ナトリウムなど、P.105）組成によって以下のように分類されています。電解質とは、水などに溶けると陽イオンと陰イオンに電離する物質のことです。

[1] 低張性脱水（電解質欠乏性）： 発汗や嘔吐・下痢などの体液喪失に対して水のみを補充し続けると、血漿（液体成分）中のナトリウム濃度と血漿浸透圧の低下を伴います。塩分の補充が必要です。

[2] 等張性脱水： 水分とナトリウム欠乏とがほぼ同じ割合で起こっている混合性の脱水です。水分のみを摂取し続けると、低張性脱水に変化しやすくなります。

[3] 高張性脱水： 汗をかきすぎたり、水分摂取の極端な低下などにより、水分が不足した状態です。自分で水分摂取のできない乳幼児や高齢者に多い脱水症状です。

上記の脱水症状を防ぐためにも、運動前の十分な水分摂取と、運動時にはミネラルを含むスポーツドリンクを摂るようにしましょう。

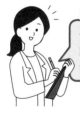

Doctor's advice

ヘマクリットの値は、一日の中で数値が変動するため、検査時の測定タイミングを合わせると、結果を比較しやすいと思います。

血小板数

血管損傷時に止血する血小板の数を確認

血液検査

検査概要

血液中にある血小板は、血管の損傷による出血を止める働きがあります。血小板数が減りすぎると出血が止まりにくくなり、増えすぎると血管に血栓ができやすくなります。

基準値　14.5 ～ 32.9 10⁴/μL

※ 10⁴ ＝万

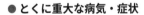

高 疑われる主な病気・症状

●とくに重大な病気・症状

血小板増多症（先天性・後天性）、骨髄増殖性疾患（真性赤血球増加症、慢性骨髄性白血病）、ホジキンリンパ腫、ウェゲナー肉芽腫症、悪性腫瘍（肺がん、胃がんなど）

●その他

血栓症、鉄欠乏性貧血、急性感染症、慢性炎症性疾患（関節リウマチ、結核、サルコイドーシス、炎症性腸疾患など）

低 疑われる主な病気・症状

●とくに重大な病気・症状

播種性血管内凝固症候群（DIC）と呼ばれる極めて重症な状態（出産時の合併症、がん、敗血症、外傷による脳損傷などに伴う）、急性白血病、再生不良性貧血、悪性貧血、肝硬変、バンチ症候群、脳の外傷、HIV感染、全身性エリテマトーデス（SLE）、溶血性尿毒症症候群など

●その他

血小板減少症、血小板減少性紫斑症、発作性夜間ヘモグロビン尿症、薬剤（ヘパリン、キニジン、キニーネ、

サルファ薬、一部の経口糖尿病治療薬、抗生物質のリファンピシンなど)の副作用、大量の飲酒

　血小板は血液の成分のひとつで、血管が損傷して生じる出血を止める働きがあります。血管が破れると、血液中の血小板がその破損した部分に次々と集まって穴をふさぎ、固まることで止血します。血小板数が減少したり機能が低下すると、出血が止まりにくくなります。その結果、わずかな衝撃で皮下出血を起こして青あざができる、けがをすると出血がなかなか止まらない、鼻血が出やすい、慢性的な出血による貧血が生じるなどの症状が現れます。血小板の数が多くなりすぎると、血液が固まりやすくなり、血液が固まってできた血栓が血管をふさいで、脳梗塞や心筋梗塞などを引き起こしやすくなります。

　10万個以下で血小板減少症、40万個以上で血小板増多症と診断されます。10万個以下になると血が止まりにくくなり、5万個を切ると鼻血が出やすい、皮下出血による紫色の斑点が出るなどの症状を呈します。そして**3万個以下では腸内出血や血尿が出て、2万個以下になると生命に危険が及びます。**

[血管内で血栓が生じる]

　血小板が基準値内であっても、熱中症などで脱水状態に陥ると、血液の粘稠度（ちょう）が高まり、血管の中で血栓が生じることがあります。

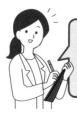

Doctor's advice

脳血栓や心筋梗塞の治療薬である抗血小板薬は、血管の中で血栓（血液の固まり）ができないように、血小板の作用を抑える薬です。

白血球分画（血液像）

血液検査

白血球の成分比率をチェック

検査概要

白血球は主に5つに分類されます。白血球分画とは、それらの白血球の比率などを調べる検査です。

基準値

（基準値は白血球100個中の比率で表す）

好中球：男性 45.2～68.8% 女性 49.7～72.7%

リンパ球：男性 26.8～43.8% 女性 24.5～38.9%

単球：男性 2.7～7.9% 女性 1.7～8.7%

好酸球：男性 0.0～10.0% 女性 0.0～5.0%

好塩基球：男性 0.0～5.0% 女性 0.0～3.0%

白血球は大きく好中球、リンパ球、単球、好酸球、好塩基球に分類され、白血球分画と呼びます。これらは、ほぼ一定範囲内に保たれていますが、身体に異常が発生すると、比率に変化が現れます。

好中球

細菌や真菌などの外敵が体内に入ってくると、直ちにその部位に駆けつけてこれを食べて分解してしまいます。通常の細菌ですと、この対処法で決着がつきます。ウイルスには勝てません。

●高いときに考えられる病気・症状

感染症、外傷、心筋梗塞、慢性骨髄性白血病

●低いときに考えられる病気・症状

敗血症、急性白血病、腸チフス、抗がん剤の副作用

リンパ球

ウイルスなどの外敵が体内に入ってくると、抗体を

作ってこれに対抗します。免疫機能と呼ばれる防御システムであり、その主役はリンパ球です。

● **高いときに考えられる病気・症状**

ウイルス感染症、甲状腺機能亢進症、副腎の病気

● **低いときに考えられる病気・症状**

悪性リンパ腫、がん、白血病

単球

マクロファージ(大食細胞)とも呼ばれ、外敵をどんどん食べて殺してくれます。好中球が食べ残した細菌の後始末や異物を取り込む役割です。

● **高いときに考えられる病気・症状**

結核、梅毒、はしか(麻疹)

好酸球

体の防御反応に関与していて、アレルギー性の疾患に感染すると増加します。

● **高いときに考えられる病気・症状**

アレルギー性疾患(気管支喘息、花粉症、蕁麻疹)、寄生虫病、ホジキンリンパ腫

● **低いときに考えられる病気・症状**

クッシング症候群

好塩基球

ヒスタミンやヘパリンなどの物質を含んでいて、アレルギーや血管拡張などの作用に関与しています。

● **高いときに考えられる病気・症状**

慢性骨髄性白血球、甲状腺機能低下症

C反応性たんぱく(CRP)

血液検査

血清中の炎症マーカーをチェック

 検査概要

CRPは、炎症などで体の組織が壊れたときに血清中に増加するたんぱく質です。身体の炎症を調べる検査で、病気の経過を知ることができます。

基準値	0.30 mg/dL以下

 高 **疑われる主な病気・症状**

● 高頻度で認められる病気・症状

細菌感染症、ウイルス感染症、関節炎などの炎症

● とくに重大な病気・症状

悪性腫瘍、膠原病、関節リウマチ、心筋梗塞(ただし狭心症ではCRPは陰性)

● その他

ストレス(軽度上昇)

炎症が生じると、身体の中ではいろいろな化学物質が出てきて、この炎症反応に加わります。炎症に伴って特徴的に出てくる物質を炎症マーカーと呼びます。CRPとは、急性炎症や病気などで体の組織が壊れたときに血清中に増加するたんぱく質のことです。炎症が起こると速やかに血液中に現れ、炎症が終息すると正常に戻ります。病気の進行度や重症度、経過、予後などを知る上で有用です。

B型肝炎 (HBs)

輸血や性行為により感染

検査概要	B型肝炎ウイルスの感染について調べる検査です。感染後、一定の潜伏期間を経て発症する場合や、まったく発症しない場合もあります。

基準値　陰性

　肝臓がんの原因の15%がB型肝炎です。急性肝炎や肝硬変、肝臓がんへと進展する慢性肝炎を引き起こすB型肝炎ウイルス（HBV）に感染しているかどうかを調べる検査です。以前はウイルスに汚染された血液の輸血、汚染された血液で作られた血液製剤の使用、汚染された注射器針の使用などが感染経路としてよく知られていて、分娩時に母から子へと感染するケースが一般的でした。しかし、**現在は性行為を介して感染する若い人が増えています。** B型肝炎ウイルスは、精液や膣液にも存在しているためです。

　感染しても、多くの人は何の症状も出ないままで治癒してしまいますが、1カ月から6カ月の潜伏期間を経た後に、B型急性肝炎を発症してしまう方もいます。感染しても生涯発症しない場合でも、体の中に抗体が残ります。その人たちのことをB型キャリアといいます。

　検査結果は陽性か陰性かで判断されます。

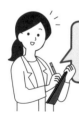

Doctor's advice

性行為による感染もあるので、パートナーに症状が出ていなくても、健康診断で一度、検査を受けることをお勧めいたします。

C型肝炎（HCV）

血液検査

肝臓がんの原因となる感染症

 検査概要 C型肝炎ウイルスの感染について調べる検査です。検査結果が陽性の場合は、さらにHCV抗体価の測定を行います。

基準値　陰性

　肝臓がんの原因の75％はC型肝炎です。C型肝炎はB型肝炎と違い、性交渉による感染はほとんどなく、主に血液を介して感染します。いつ感染したのかわからないことが多い感染症です。

　HCV検査は、C型肝炎ウイルスに感染しているか否かを調べる検査です。結果が陽性ならば、引き続きHCV抗体価を測定します。抗体検査の結果の判定は次のように行います。

HCV抗体「陰性」： C型肝炎ウイルスに感染している可能性は低い。

HCV抗体「陽性」： 感染している可能性は高い。

　急性の場合でも症状は軽いのですが、7〜8割の人が慢性化していきます。放置しておくと慢性肝炎から肝硬変へと徐々に進行していきます。

　治療薬もあり、医療費助成もあるので、一生に一度は検査することをお勧めします。

Doctor's advice

感染予防のためにも、カミソリや歯ブラシなどの血液が付着するようなものを他人と共用することは避けてください。

尿たんぱく

尿にアルブミンが含まれていないか確認

検査概要
尿にたんぱく質が混じっているかどうかで、腎臓の機能を調べる検査です。腎臓が正常であれば、尿の中にたんぱく質は出ません。

基準値　定性検査：陰性

陽性▶疑われる主な病気・症状

● 高頻度で認められる病気・症状

尿細管・下部尿路・前立腺などからの過剰分泌、腎炎、腎硬化症、尿路系感染症、尿路結石、ネフローゼ症候群、妊娠中毒、糖尿病性腎症、腎臓腫瘍、膀胱炎、生理的なたんぱく尿（起立性尿たんぱく、運動による尿たんぱく、妊娠、生理の前後、精神的なストレス、発熱時、暴飲暴食などによるたんぱく質過剰摂取、精液や膣分泌液の混入）

消化吸収したたんぱく質は血液で運ばれますが、その途中で腎臓を通過します。腎臓では糸球体と呼ばれる場所で血液がろ過され、老廃物は取り除かれます。このとき、たんぱく質も一部流れ出してしまいます。ただし、腎臓の尿細管と呼ばれる別の場所から再吸収されるため、正常であれば尿の中に出ません。病気で腎臓の機能が低下すると、再吸収する機能が働かなくなり、尿中にたんぱく質が混じるようになります。

尿たんぱくが出る原因は、腎臓そのものにある場合と、体内での過剰生成の場合とがあります。

尿潜血
尿に血液が混じっていないか確認

 尿検査

 検査概要 尿に血液が混じっていないかを調べる検査です。血が混じっていると、腎臓や尿の通り道に問題がある可能性があります。

基準値	陰性

 陽性 疑われる主な病気・症状

● 高頻度で認められる病気・症状

膀胱炎、腎炎、腎盂腎炎、尿路結石（尿管結石、膀胱結石）、腎臓がん、膀胱がん、尿管がん、前立腺炎、前立腺がん、白血病、溶血性貧血、紫斑病、心筋梗塞、筋ジストロフィー、筋損傷、生理直後、激しい運動

腎臓、尿管、膀胱といった尿の通り道に炎症や結石あるいは外傷による異常が生じると、そこからの出血が尿に混じります。これが血尿です。ひと目見ただけで血尿とわかる場合を肉眼的血尿、肉眼ではわからず顕微鏡で明らかになる血尿を顕微鏡的血尿といいます。試薬の反応を利用してごくわずかな量の血液を検出するのが、尿潜血反応検査です。

Doctor's advice

女性の場合は、外陰部の汚れや腟の分泌物が混入することがあります。このような汚染を避けるために考えられたのが、排尿途中でサンプリングする中間尿採取という方法です。

尿沈渣

尿
検査

尿の沈殿物を顕微鏡でチェック

検査概要

尿を遠心分離機にかけて、沈殿物を顕微鏡で調べる検査です。通常の尿検査で異常があった場合や自覚症状がある場合に行われます。

基準値	赤血球・白血球：5未満/毎視野
	上皮細胞：1未満/毎視野
	円柱：0未満/全視野

高 疑われる主な病気・症状

赤血球：糸球体腎炎、腎盂腎炎、腎腫瘍、膀胱がん、腎結石、膀胱炎、尿道炎

白血球：腎盂腎炎、膀胱炎、尿道炎など

円柱細胞：慢性腎炎、糸球体腎炎、腎盂腎炎、ネフローゼ症候群

上皮細胞：膀胱炎、尿道炎

結晶成分：腎結石、急性肝炎、閉塞性黄疸、痛風

尿の沈殿物を顕微鏡で確認する診断法で、尿を試験管に10 mLほど入れて遠心分離機にかけ、沈殿した残渣物を顕微鏡で見て調べます。腎臓で作られた尿が、尿路、膀胱を通過して排泄される間に、周辺の組織が剥がれ落ちて尿に混じったり、尿の中に含まれている物質が結晶となって沈殿したりしたものを見つけます。

生理中は赤血球などの細胞の数が尿中に増加し、それらが尿中のものか生理によるものなのか判断できないため、生理中の尿検査は避けてください。

尿中ウロビリノーゲン

尿検査

尿に含まれる排泄物質の量を確認

検査概要 ウロビリノーゲンは、ビリルビンが変換されて尿中に排泄された物質です。肝臓の機能を調べるための検査です。

基準値　疑陽性（±）が正常

 高 疑われる主な病気・症状

疲労、発熱、急性肝炎、慢性肝炎、肝硬変、劇症肝炎、肝硬変、溶血性黄疸、薬剤性肝障害

 低 疑われる主な病気・症状

胆道が閉塞される病気（胆石症、胆道がん）、抗生物質投与

　赤血球は作られて約120日で、寿命が尽きて崩壊します。このとき、赤血球の赤み成分であるヘモグロビンは、血球のひとつであるマクロファージによって分解された後、酵素の働きでビリルビンと呼ばれる黄色い色素に変換されます。これが「（水に溶けにくい）間接ビリルビン」です。間接ビリルビンは、遊離型ビリルビンともいいます。

　間接ビリルビンは肝臓で、「（水に溶けやすい）直接ビリルビン」と呼ばれる物質に変化します。直接ビリルビンは「抱合型ビリルビン」ともいいます。間接ビリルビン

と直接ビリルビンを合わせたものを「総ビリルビン」といいます。

　ビリルビンは胆汁中に排泄され、胆管を通って胆のうに貯留された後、さらに十二指腸に出て、小腸・大腸を通過します。このとき、ビリルビンは腸内細菌によってウロビリノーゲンと呼ばれる物質に変換されます。ウロビリノーゲンのほとんどは、腸内でステルコビリンと呼ばれる物質に変換され、便と一緒に排泄されます。ステルコビリンは茶褐色で、便の色のもとになっています。

　一方、ウロビリノーゲンの一部は腸管から吸収され、再び肝臓へと戻ります。この腸から肝臓に戻る循環のことを、腸肝ウロビリノーゲンサイクルといいます。肝臓からは再び血液の中に取り込まれ、腎臓を経由して尿中に排泄されます。これが尿中ウロビリノーゲンです。

　肝臓の機能が悪いと、このサイクルがうまく機能しませんので、血液中のウロビリノーゲンの濃度が高くなります。溶血性貧血などで赤血球が壊れてヘモグロビンが多くなると、必然的にウロビリノーゲンも多くなります。胆道が閉塞される病気（胆石症、胆道がん）ではビリルビンが十二指腸に出てこられませんので、結果的に小腸内で生成されるウロビリノーゲンの量は減少します。

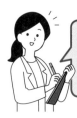

Doctor's advice

尿中ウロビリノーゲンが異常の場合も、診断を確定するには、さらに肝臓機能検査、コリンエステラーゼ（ChE）の血液検査や、腹部エコー検査やCTなどが必要です。

便潜血2日法

便に血が混じっていないか確認

便
検査

 検査概要 便に血液が混じっていないかを調べる検査です。痔・大腸ポリープ・大腸がんなどを検出します。

基準値　1日目・2日目：陰性

陽性 疑われる主な病気・症状

● **高頻度で認められる病気・症状**

大腸がん、大腸ポリープ、痔

● **可能性がある病気・症状**

胃がん、食道や胃の静脈瘤、胃潰瘍、十二指腸潰瘍

かつては、食物中の動物の血液や野菜の成分などでも偽陽性と判断されることがありましたが、検査法の進歩で偽陽性は少なくなり、痔や大腸がんを検出します。連続2日検査すると、進行がんでは90%、早期がんでは50%が発見できるとされています。

陽性の場合、X線検査、内視鏡検査(大腸ファイバー検査)など、さらに詳しい検査を行い、病気の種類、場所、程度を確認する必要があります。

Doctor's advice

大腸がんがあっても、進行がんの10%、早期がんの50%は異常なしと判定されてしまうという報告もあります。一度、大腸ファイバー検査を受けることをお勧めします。

梅毒反応

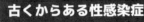

古くからある性感染症

検査概要 梅毒の検査は、まずSTS（ワッセルマン反応など）を行い、陽性の場合は、さらにTPHAと呼ばれる特殊な血液検査を行います。

基準値　陰性

　梅毒は古くからある性感染症で、世界中に広く分布し、よく名前の知られた病気です。ペニシリンの発明により症例数は激減しましたが、その後も、何度となく世界のあちこちで再流行しています。日本では、1960年代と1980年代に、米国では1990年に流行が見られました。

　2010年の梅毒患者数は621人でしたが、2016年には4,575人、2021年には7,873人と、増加の一途をたどっています。検査法にはワッセルマン反応、緒方法、ガラス板法などがあり、STS（Serological tests for syphilis：梅毒のための血清学的検査）と総称されています。まずスクリーニングとしてSTSを行いますが、STSは梅毒だけではなく、膠原病、肝臓病、妊娠などでも陽性になることがあります。陽性の場合は、さらにTPHA（treponema pallidum hemagglutination test：梅毒病原体赤血球凝集反応）と呼ばれる特殊な血液検査を行います。TPHAも陽性であれば、梅毒と診断されます。

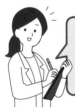

Doctor's advice

梅毒は、きわめて多くの病気と似ているために、しばしば別の病気と間違えられます。検査で陽性が出て、驚かされる病気でもあります。

病気が
疑われた場合の
精密検査

血圧脈波（ABI、PWV）

生理
検査

二つの数値で血管の病気を調べる

検査概要　ABIは、腕と足の血圧を比較し手足の末梢の詰まり具合を調べる検査です。PWVは、心臓から押し出された血液が手足に届くまでの速さを測る検査で、動脈硬化が進行していると速くなります。

基準値　ABI：0.9 〜 1.4　足首血圧＞上腕血圧
PWV：1,400 cm/秒未満

 高 疑われる主な病気・症状

　PWV値1,400 cm/秒以上：血管の動脈硬化が疑われます。脳出血、脳梗塞、心臓病に罹患しやすい状態です。
　PWV値1,200〜1,400 cm/秒：加齢、高血圧

 低 疑われる主な病気・症状

　ABI値0.9 未満：動脈硬化症
　足の動脈の内径が狭くなると血流が悪くなり、足首での血圧は上腕の血圧より低くなります。

　動脈硬化になると、血管は硬くなり内径が狭くなります。血圧脈波は、その程度を測定する検査です。
ABI（足関節上腕血圧指数）：計測した「足関節収縮期の血圧÷上腕収縮期の血圧」で算出されます。健常人では、足首の血圧は上腕の血圧より高いのが普通です。
PWV(脈波伝播速度)：心臓から押し出された拍動（脈波）が動脈を伝わる速さを測定します。血管が硬いと速いスピードで伝わります。

栄養プレアルブミン(preAlb)

血清に含まれるたんぱく質の総量を確認

（血液検査）

検査概要
プレアルブミン（preAlb）は、たんぱく質の一種です。栄養状態の程度を判断する秀でた検査として医療現場で用いられています。

基準値
プレアルブミン：22.0～40.0 mg/dL
レチノール結合たんぱく：男性 2.7～6.0 mg/dL　女性 1.9～4.6 mg/dL

高 疑われる主な病気・症状

甲状腺機能亢進症、腎不全、急性肝炎回復期、妊娠後期、高カロリー輸液時などの栄養管理実施時

低 疑われる主な病気・症状

栄養摂取不足、吸収不良症候群、肝細胞障害、ネフローゼ症候群、たんぱく漏出性胃腸症、家族性アミロイドポリニューロパチー、急性炎症性疾患

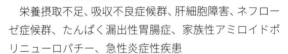

　プレアルブミンは、たんぱく質の一種です。栄養状態の程度を判断する検査としては、一般的に血清アルブミン濃度が利用されていますが、プレアルブミンはアルブミンやその他のたんぱくより早期に変化し、また変動幅が大きいので臨床的有用性に秀でています。

　難しい内容なので簡単に補足します。「アルブミンの半減期」という言葉があります。血中のアルブミンは、肝臓で他の物質と合わせて組み立てられて、たんぱく質になります。アルブミンは消費されるため、血中濃度は

（2章 病気が疑われた場合の精密検査）

103

下がります。濃度が半分になることを、半減期といいます。アルブミンの半減期は14〜21日と長いので、検査をしたときの数値は、3週間の前の栄養状態を示すことになります。それに対して、プレアルブミンの半減期は約2日と短いため、直近の栄養状態がわかります。

ミネラルとは

　ミネラルとは元素です。元素はあらゆる物質の基本単位であり、私たちの体も40種類以上の元素からできています。私たちの体を構成している元素の約96%は炭素・水素・酸素・窒素で、その残りの約4%の元素がミネラルなのです。わが国では厚生労働省により、ナトリウム、マグネシウム、リン、カリウム、カルシウム、クロム、マンガン、鉄、銅、亜鉛、セレン、ヨウ素、モリブデンの13成分がミネラルとして規定されています。**ミネラルは他の栄養素と異なり、必要量と毒性が現れる量との幅が狭いことも特徴です。**例えば、ビタミンは必要量の10倍摂取してもまず毒性を示しませんが、ミネラルはほんの数倍程度で健康被害が出てしまいます。また、ミネラルは不足すると短時間で欠乏症をきたす場合があります。その典型的な例が、熱中症で生じる低ナトリウム血症です。意識を失い、命に関わる危険性があることはよく知られています。

　ミネラルの摂取に関しては、普通の食生活をしていて、まず欠乏症になる心配はありません。しかし、近年、農作物のミネラル含有量が問題になっています。日本食品標準成分表によると、例えば1951年のホウレンソウには100g当り13mgの鉄分が含まれていましたが、2020年には2mgまでに下がっています。

　ミネラルの過剰摂取による健康被害としては、塩分の濃いものを食べる地方で高血圧が多いことがよく知られています。

ナトリウム(Na)

血液
検査

食塩から摂取されるナトリウム量を確認

検査
概要

血液中のナトリウムの量を調べる検査です。ナトリウムは主に体内の水分を調整する働きがあります。ナトリウムが体内に過剰に増えると、血圧が高くなります。

基準値　　138〜145 mmol/L

高 **疑われる主な病気・症状**

重度の高ナトリウム血症では、錯乱、筋肉のけいれん、発作、昏睡を起こし、死に至ります。

● **高頻度で認められる病気・症状**

脱水症、嘔吐、下痢、発汗過多(熱中症)、水分摂取不足

● **とくに重大な病気・症状**

水分不足よるもの：昏睡状態、嚥下障害

腎臓からの水分喪失：尿崩症、腎性尿崩症、浸透圧利尿薬の使用

腎臓以外の原因によるもの：原発性アルドステロン症、高カルシウム血症、クッシング症候群、本態性高ナトリウム血症、高張液輸液の大量使用

低 **疑われる主な病気・症状**

重度の低ナトリウム血症では、筋肉のけいれん、発作、昏迷・昏睡が起こり、死に至ります。

● **高頻度で認められる病気・症状**

水分過剰：肝硬変、輸液過剰、妊娠中毒症、甲状腺機能低下症、抗利尿ホルモン不適合分泌症候群 (SIADH)

（高齢者に時々見られる）

塩分喪失：アジソン病、利尿薬の長期投与、塩分喪失性腎炎、嘔吐、下痢(低張性脱水)

仮性低ナトリウム血症：血清脂質増加、血清たんぱく増加

薬の副作用：利尿薬

　ナトリウムは食塩（NaCl）の形で経口摂取され、主に体の水分量を調節する働きがあります。激しい下痢や嘔吐、熱中症による大量の発汗などで脱水症状に陥ると、体内のナトリウムの濃度が上昇し、血液中のナトリウムが高値になります。逆に腎不全などで腎機能が低下すると、尿量が減少し、体内の水分が外へ出て行かなくなるため、体内のナトリウムが薄まり、血液中のナトリウムは低値になります。

　ナトリウムが体内に過剰に蓄積すると、体内に余分な水分がたまって血液量が増え、血圧も高くなります。高血圧の人に塩分制限が必要なのは、これを防ぐためです。血液量が多くなりすぎると、心臓、血管、腎臓にあるセンサーが働き、腎臓を刺激してナトリウムの排泄量を増やし、血液量を正常に戻します。

　身体からナトリウムが失われると、血液量が減ります。血液量が減ると、血圧が下がって心拍数が増え、ふらつきやショックを起こすことがあります。血液量が低下すると、心臓、血管、腎臓にあるセンサーが働き、血液量を増加させるよう働きます。

カリウム(K)

細胞などの機能に必要なカリウムの量を確認

検査概要

カリウムは、細胞や神経、筋肉が機能するために必要なミネラルです。腎機能の働きが悪いと、血液中のカリウム濃度が高くなります。

基準値　3.6 ～ 4.8 mmol/L

高　疑われる主な病気・症状

　最も多いのは腎不全です。加えて事故や災害外傷に伴う多量の筋組織の破壊、重度のやけどでも生じます。

● **高頻度で認められる病気・症状**
　腎不全、カリウム保持性利尿薬などの副作用

● **とくに重大な病気・症状**
　アジソン病

低　疑われる主な病気・症状

● **高頻度で認められる病気・症状**
　嘔吐、下痢、下剤の常用、カリウムを排出させる利尿薬の使用、甘草を含む漢方薬の使用

● **とくに重大な病気・症状**
　結腸ポリープ、クッシング症候群、リドル症候群、バーター症候群、ファンコニ症候群

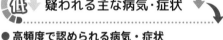

　体内のカリウムは、その大半が細胞の中にあります。カリウムは、細胞、神経、筋肉が正常に機能するために

必要です。カリウムは食物やミネラルを含んだ飲料から摂取され、尿や汗とともに排泄されます。ナトリウムと同じように、健康な腎臓はカリウムの摂取量の変化に応じて、巧みに排泄量を調整しています。**血中のカリウム濃度が著しく低下すると、筋力低下、けいれん、不整脈、麻痺が生じます**。血液中のカリウム濃度が非常に高い場合にも、不整脈を起こすことがあります。

　カリウムの喪失は、嘔吐、下痢、下剤の常用、大量の発汗、カリウムを排泄させる利尿薬の使用などで生じます。逆に血液中のカリウム濃度が高くなる原因は、腎不全などで腎臓がカリウムを十分に排泄できないことなどがあげられます。

　腎機能が低下した方は、カリウム制限が必要となります。野菜は茹でると、カリウムを減らすことができます。果物は生よりもフルーツ缶の方が、カリウム量を低減することができます。ただし、シロップにはカリウムが多く含まれていますので、注意してください。

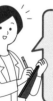

Doctor's advice

極端なダイエットをしていたり、長期にわたって野菜も果物も食べないと、カリウムが不足します。できるだけ食事に野菜、果物、海藻などを取り入れるようにしましょう。

クロール（塩素、CI）

水分量の調整を行うクロールの量を確認

検査概要　クロールはナトリウムと同じ塩の成分で、体の水分を調節する働きがあります。塩分を摂りすぎると高くなり、下痢や嘔吐などで低くなります。

基準値　101～108 mmol/L

高 ↗ 疑われる主な病気・症状

● 高頻度で認められる病気・症状

脳炎、呼吸性アルカローシス、低アルドステロン症、過換気症候群、尿細管性アシドーシス、高張性脱水症、ダイアモック投与

低 ↘ 疑われる主な病気・症状

● とくに重大な病気・症状

下痢・嘔吐によるCI喪失、胃液吸引、代謝性アルカローシス、抗利尿ホルモン不適合症候群（SIADH）、呼吸筋障害、呼吸性アシドーシス、呼吸中枢の障害、腎不全、大葉性肺炎、利尿薬の使用、慢性腎盂腎炎、慢性腎炎、肺気腫、低張性脱水症、水分過剰投与、アジソン病、向精神薬の長期投与

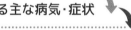

クロールは、ナトリウムとともに食塩として経口摂取されます。体の水分量の調節が主な働きです。

無機リン（IP）

カルシウムの次に多いミネラルの量を確認

 検査概要
リンはカルシウムやマグネシウムと結合して骨や歯を形成します。腎臓やホルモンに問題があると異常値を示します。

基準値 血清中2.7 〜 4.6 mg/dL

高 疑われる主な病気・症状

腎不全、特発性副甲状腺機能低下症、術後副甲状腺機能低下症、偽性副甲状腺機能低下症、甲状腺機能亢進症、ビタミンD中毒症、巨人症、先端巨大症、呼吸性アシドーシス

低 疑われる主な病気・症状

ビタミンD欠乏症、ビタミンD依存症、原発性副甲状腺機能亢進症、ファンコニ症候群、呼吸不良症候群、呼吸性アルカローシス、尿細管性アシドーシス

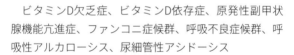

　リンは、体内のミネラルの中でカルシウムの次に多い栄養素です。リンの85％が、カルシウムやマグネシウムとともに骨や歯を作る成分になっています。残りの15％は筋肉、脳、神経などの組織に含まれ、エネルギーを作り出すときに大切な役割を果たします。通常、リンが不足することはまずありません。むしろ、リンを多く含む加工食品（食品添加物）による過剰摂取が問題です。

血清鉄(Fe)

赤血球と筋肉細胞に必要な鉄の量を確認

血液
検査

血液に含まれる鉄の量を調べる検査です。
血液の病気や肝機能の状態がわかります。
鉄が不足すると貧血になります。

基準値　**40～188** μg/dL

高　**疑われる主な病気・症状**

● **高頻度で認められる病気・症状**

再生不良性貧血

● **とくに重大な病気・症状**

鉄芽球性貧血、鉄過剰症(ヘモクロマトーシス)、急性
肝障害

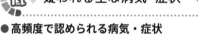
低　**疑われる主な病気・症状**

● **高頻度で認められる病気・症状**

鉄欠乏性貧血

● **とくに重大な病気・症状**

感染症、慢性疾患、真性多血症、悪性腫瘍

　鉄は赤血球(ヘモグロビン)と筋肉細胞の重要な構成要
素で、主に赤血球に存在します。赤血球の寿命が尽きて
壊れると、ヘモグロビンの中の鉄は骨髄に戻されて、新
しい赤血球作りに使われます。

　鉄は体内で再利用が繰り返されている一方で、主に腸

の内壁から剥がれ落ちる細胞と一緒に、少しずつ失われてもいます。失われる量はごくわずかなので、通常では食物から吸収される1日当たり1〜2 mgの鉄によって補われています。

　鉄の欠乏症は、比較的よく見られるミネラル欠乏症のひとつです。その**最も多い原因は、月経による出血や、胃・十二指腸潰瘍や結腸ポリープ管からの慢性的な出血による貧血状態**です。鉄の欠乏症は、鉄分の摂取不足でも生じます。成長に多くの鉄が必要な乳児や小児の食事に鉄分が不足している場合、成長期であり月経が始まる時期でもある思春期の少女が肉を食べないケースや、閉経前の女性が不調を訴えるケースなどで、鉄分不足が見受けられます。また、妊婦の場合も成長する胎児が多量の鉄を必要としますから、鉄の摂取不足で鉄欠乏症になる危険性があります。

　逆に輸血を何回も受けたり、鉄剤や鉄のサプリメントの補給量が多すぎたり、治療が長期間に及ぶと、鉄過剰症（ヘモクロマトーシス）が生じることがあります。

Doctor's advice

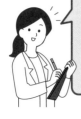

造血薬（鉄剤）の禁止項目に「鉄欠乏症でない人に投与してはいけない」とあります。鉄過剰症になるからです。そのような禁止項目があるということは、「疲れやすいので貧血だろう」と自己判断して鉄剤を服用する人がいるからでしょう。鉄欠乏性貧血でない人が鉄剤を服用しても、疲れは取れません。

フェリチン(FER)

血液検査

鉄不足を発見するための指標

検査概要 フェリチンは、鉄を細胞に内蔵するたんぱく質です。鉄欠乏性貧血の診断や、がんの腫瘍マーカーとしても用いられる検査です。

基準値 男性 25 ～ 280 ng/mL
女性 10 ～ 120 ng/mL

 高 疑われる主な病気・症状

関節リウマチ、鉄過剰症(ヘモクロマトーシス)、劇症肝炎

 低 疑われる主な病気・症状

鉄欠乏性貧血

フェリチンは鉄と結合して、肝臓、脾臓、骨髄を主として全身に貯蔵されています。血清鉄が減少してくると、フェリチンは鉄を放出し、多くなると鉄を回収して貯めておきます。鉄欠乏性貧血が始まると、このフェリチンから減っていきます。フェリチンが減少すると、血清鉄が減少して、その結果ヘモグロビンが減少します。膵臓がん、白血病などの腫瘍マーカーとしても利用されます。

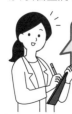

Doctor's advice

女性の不定愁訴の原因が鉄不足である場合もあります。

総鉄結合能（TIBC）

血液検査

トランスフェリンの量を確認

検査概要

肝臓で合成されるたんぱく質のひとつで、鉄の貯蔵・運搬の働きを持つトランスフェリンの量を測る検査です。他の検査と併せて行います。

基準値
男性 **253～365** μg/dL
女性 **246～410** μg/dL

高 疑われる主な病気・症状

鉄欠乏性貧血

低 疑われる主な病気・症状

ネフローゼ症候群

　血清中のトランスフェリン（P.121）をずらっと並んだ台車に見立てると、台車の1/3が鉄を載せていて、2/3は空です。この空の台車に載せることができる鉄の量が、総鉄結合能（TIBC）です。血清鉄が減ると、トランスフェリンの量が増加するため、必然的にTIBCも増加します。

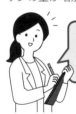

Doctor's advice

検査結果の解釈には、この項目単独ではなく、血清鉄（Fe）、不飽和鉄結合能（UIBC）と併せて評価します。

不飽和鉄結合能(UIBC)

血液検査

TIBC から鉄を除いた値を確認

検査概要

トランスフェリンの1/3は鉄と結合しており、血清鉄と呼ばれます。残りの約2/3は鉄が結合可能な部分で、不飽和鉄結合能(UIBC)と呼ばれます。他の検査と併せて行います。

基準値	男性 170～250 µg/dL
	女性 180～270 µg/dL

高 疑われる主な病気・症状

鉄欠乏性貧血

低 疑われる主な病気・症状

ネフローゼ症候群、再生不良性貧血、溶血性貧血

TIBCから鉄を引いたものです。血清中の鉄は、トランスフェリンというたんぱく質と結合して存在します。このトランスフェリンが、血液中の鉄分を運搬する働きを担っています。しかし、すべてが鉄と結合しているわけではなく、正常時でも約30％です。鉄との結合がまだ可能とみられる残りの未結合のトランスフェリンの能力を、鉄に換算したものが不飽和鉄結合能となります。

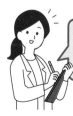

Doctor's advice

検査結果の解釈には、この項目単独ではなく、血清鉄(Fe)、総鉄結合能(TIBC)と併せて評価します。

マグネシウム(Mg)

血圧を下げるマグネシウムの量を確認

検査概要

血液中のマグネシウムの量は少量ですが、体内の酵素を活性化させたり、精神を安定させる働きがあります。カルシウムとマグネシウムのバランスで血圧がコントロールされます。

基準値　1.8〜2.4 mg/dL

高 ↑ 疑われる主な病気・症状

急性腎不全、慢性腎不全、アジソン病、Mg内服(下剤)

低 疑われる主な病気・症状

吸収不良症候群、栄養不良、アルコール中毒、膵炎、糖尿病性ケトアシドーシス、原発性アルドステロン症、甲状腺機能亢進症、副甲状腺機能亢進症、ループ利尿薬投与

カルシウムやリンとともに骨や歯の形成に必要です。筋肉の収縮はカルシウムにより行われますが、マグネシウムはカルシウムの働きを調節します。マグネシウムが不足すると筋肉の収縮作用が上手く機能せず、けいれんや震えが出現します。カルシウム同様に精神安定作用があるほか、血圧のコントロールに欠かせません。カルシウムは血管を収縮させて血圧を上げますが、マグネシウムは逆に血管を弛緩させ血圧を下げます。両者のバランスで、正常な血圧が維持されます。

銅(Cu)

ヘモグロビンの生成に不可欠

銅は、骨代謝や造血に重要な役割を果たしています。先天性の銅代謝異常によるウイルソン病の診断のために重要な検査です。

基準値	68 ~ 128 µg/dL

 疑われる主な病気・症状

感染症、悪性腫瘍、成長ホルモン欠損症、アジソン病、副腎不全、エストロゲン投与、バセドー病、糖尿病、抗ケイレン剤投与、異食症、骨形成不全症、関節リウマチ、胆道閉塞症、原発性硬化性胆管炎、細胆管性肝炎、胆汁性肝硬変、慢性膵炎、白血病、悪性リンパ腫、骨肉腫、貧血、卵巣がん、膵臓がん、肺がん、結核、経口避妊薬の服用、ペラグラ、急性心筋梗塞、老人性黄斑変性症、腎不全、色素性網膜炎、ウイルソン病(先天性)

 疑われる主な病気・症状

銅の摂取不足、メンケス病、脂肪便、慢性下痢症、ネフローゼ症候群、クッシング症候群、ステロイド使用、低たんぱく血症、栄養不良

銅はヘモグロビンを作るための鉄を、必要な場所に運ぶ役割をしています。鉄が十分にあっても銅がなければ、赤血球は作れません。

亜鉛（Zn）

血液
検査

欠乏は味覚障害の原因のひとつ

検査
概要
血液中の亜鉛の量を測る検査で、亜鉛欠乏症（味覚障害や舌炎）の診断に用いられます。

基準値　80～130 μg/dL

高 疑われる主な病気・症状

亜鉛の過剰摂取で生じる病気＝銅欠乏症、鉄欠乏症、亜鉛中毒（吐き気、嘔吐、発熱、下痢）

低 疑われる主な病気・症状

亜鉛欠乏症（味覚障害、皮膚炎、アトピー症状、脱毛症、性欲減退）

亜鉛は体内への吸収率が低く、不足しやすいといわれています。ときにサプリメントによる過剰摂取がみられます。

亜鉛には1日の摂取量の上限（耐容上限量）が定められています。その量を超えて亜鉛を摂ると、過剰摂取による健康被害を起こすリスクが高くなります。

血清亜鉛値は、一般的に午前中は高く、午後は低いという日内変動があるため、検査は午前中に朝食を摂らずに測定します。亜鉛欠乏症の症状が出ても、初期段階ではとくに重篤な障害は生じませんが、長期間続くと重症化します。重症化してしまうと、亜鉛を補給しても簡単には症状を改善できません。

カルシウム(Ca)

骨や歯などに関わるカルシウムの量を確認

検査概要 カルシウムは、骨や歯を形成するだけでなく、心臓や筋肉の働きにも必要なミネラルです。不足すると骨粗鬆症になります。

基準値 **8.8〜10.1** mg/dL

 高 疑われる主な病気・症状

● 高頻度で認められる病気・症状

高カルシウム血症、副甲状腺機能亢進症。消化性潰瘍の人が多量の牛乳を飲み、カルシウムを含有している制酸薬を服用するとカルシウムの過量摂取となり、高カルシウム血症が生じることがあります。ビタミンDの過量摂取も、消化管からのカルシウム吸収を大幅に増加させてしまうため、血液中のカルシウム濃度を高くします。

● とくに重大な病気・症状

一部の腎臓、肺、卵巣のがんは、副甲状腺ホルモンと似た作用をするたんぱく質を多量に分泌することから、血中カルシウムを上昇させます。また、前立腺がん、乳がん、肺がんなどでがんが骨へ転移すると、骨の細胞が破壊されて、カルシウムが血液中へと放出されます。多発性骨髄腫も骨破壊を引き起こし、その結果、高カルシウム血症になります。

 低 疑われる主な病気・症状

カルシウムの摂取量が不十分、ビタミンD欠乏症、膵炎、腎臓の損傷、カルシウムの吸収に影響をもたらす病

気などでは、カルシウムの血中濃度は低くなります。

カルシウムは、筋肉の収縮に不可欠なミネラルであり、骨や歯の形成、血液凝固、心臓のリズムを維持するためにも必要です。カルシウムの大半は骨に蓄えられていますが、筋肉細胞や血液中にもあります。体内のカルシウム濃度を正常範囲に保つためには、常に一定のカルシウムを摂取することが必要です。必要以上に摂取しても、尿から出てしまいます。**摂取するカルシウムが不足すると、血液中のカルシウム濃度を一定に保つために、カルシウムは必要に応じて骨を破壊して、カルシウムを取り出し、血液中に放出します。**この過程を「骨吸収」と呼びます。骨がカルシウムを吸収するのではなく、血液が骨からカルシウムを取り上げてしまうのです。骨から出ていく量が多いと骨の強度が下がり、骨粗鬆症となります。

甲状腺のすぐそばにある副甲状腺と呼ばれるホルモン臓器から出される副甲状腺ホルモンは、骨からカルシウムを取り出す一方で、腎臓からのカルシウムの排泄を抑制してカルシウムの血中濃度を高めます。高カルシウム血症では、吐き気、嘔吐、腹痛、便秘、食欲減退、多尿などの症状があります。重度の高カルシウム血症では、錯乱、情動障害、幻覚、意識混濁、昏睡が生じます。また、筋力低下し、不整脈から死に至ることもあります。

Doctor's advice

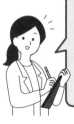

歳を取るとともに食べる量が減ると、必然的にカルシウムの摂取量も減ります。それを補充するために、骨からカルシウムがどんどん溶け出し、骨量が減って骨が弱くなってしまうのが骨粗鬆症です。カルシウムの補充を心がけましょう。

トランスフェリン (Tf)

血液検査

鉄分の不足具合を確認

検査概要

トランスフェリンは、鉄の貯蔵・運搬の働きを持つたんぱく質です。他の検査と併せて、鉄欠乏性貧血の診断などに用いられます。

基準値	男性	190〜300 mg/dL
	女性	200〜340 mg/dL

高 疑われる主な病気・症状

鉄欠乏性貧血

低 疑われる主な病気・症状

溶血性貧血、鉄過剰症(ヘモクロマトーシス)、肝硬変症

フェリチン(P.113)が放出した鉄は、トランスフェリンと呼ばれる台車に載せて運ばれます。トランスフェリンの検査では、鉄を載せていない台車を数えています。すなわち、鉄が不足すると空の台車がたくさんできるので、数値が上がります。検査結果が高値を示すか低値を示すかは、フェリチンの結果と逆になります。

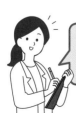

Doctor's advice

フェリチンや不飽和鉄結合能などと併せて、鉄欠乏性貧血の鑑別診断や治療のモニター用として利用されています。

ヒト心房性ナトリウム利尿ペプチド(h-ANP)/ヒト脳性ナトリウム利尿ペプチド(BNP)/BNP前駆体N端フラグメント(NT-proBNP)

血液検査

心不全の状態を確認

検査概要

ナトリウム利尿ペプチドは、心臓に関与する重要なホルモンです。心房性は主に心房、脳性は主に心室で合成されます。心不全の重症度や治療効果の判定に用いられる検査です。

基準値	
h-ANP :	**43.0** pg/mL以下
BNP :	**18.4** pg/mL以下
NT-proBNP :	**125** pg/mL以下

 高 ↑ 疑われる主な病気・症状

本態性高血圧、うっ血性心不全、慢性腎不全、ネフローゼ症候群、甲状腺機能亢進症

 低 疑われる主な病気・症状

脱水症状、利尿薬の影響

h-ANP、BNP、NT-proBNPは、心不全の臨床的指標として有用です。

h-ANPは心房の筋肉の伸展刺激により産生、分泌されます。ですから、心房圧の上昇や体液量の増加をきた

す疾患で値が高くなります。h-ANPには心臓を守るために、利尿作用、血管弛緩、ナトリウムを体内に溜める働きを持つレニン・アルドステロンの分泌抑制、循環血漿量減少などの作用があります。

BNPは心室から分泌されます。BNPはh-ANPに比べて鋭敏で変化率が大きく、重症の心不全ではh-ANPよりはるかに高い値を示すことから、心不全の指標として優れています。

● 参考

h-ANPやBNPは、採血後すぐに冷却遠心処理をしないといけないため、検査室のある病院でしか検査できませんでした。NT-proBNPは、血清で安定しているため、クリニック等でも検査ができるようになりました。

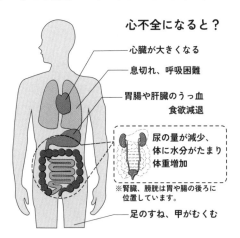

心不全になると？

- 心臓が大きくなる
- 息切れ、呼吸困難
- 胃腸や肝臓のうっ血 食欲減退
- 尿の量が減少、体に水分がたまり体重増加
  ※腎臓、膀胱は胃や腸の後ろに位置しています。
- 足のすね、甲がむくむ

Doctor's advice

心電図とBNPの両方を行うことで、スクリーニングの感度がより上がり、心不全・心肥大などの心臓病の早期発見が可能になります。

ピロリ菌

その他の検査

がんの原因菌の有無を確認

強酸の胃の中でも生きている、がんの原因とされている菌です。発見された場合、除菌を行うことになります。呼気や便を調べる方法や、内視鏡を使った検査があります。

基準値	内視鏡検査(迅速ウレアーゼ試験、鏡検法、培養法):陰性 抗体測定※、尿素呼気試験、便中抗原測定:陰性 ※抗体検査は血清ピロリ抗体:3.1 U/ml 以上を陽性(+)、3.0 U/ml 以下を陰性(-)

陽性 疑われる主な病気・症状

　ピロリ菌の存在が証明されただけでは、病気であるとはいえません。ピロリ菌が健康を損なう、次のような病気の原因になりうるということが確認されて、はじめて診断が下ります。感染していても、消化性潰瘍(胃潰瘍や十二指腸潰瘍)が必ず発症するということではありません。

● 高頻度で認められる病気・症状

　慢性胃炎、胃潰瘍、十二指腸潰瘍

● その他

　胃がん、MALTリンパ腫、びまん性大細胞B型リンパ腫、特発性血小板減少性紫斑病、小児の鉄欠乏性貧血、慢性蕁麻疹

　ピロリ菌は、自然界に広く存在し、ヒトや動物の胃の

中で増殖することがわかっています。ヒトにがんを発生させることが明らかな唯一の病原体ともいわれています。胃潰瘍、十二指腸潰瘍の原因のひとつであり、胃がんの発生原因であることも明らかになりました。

　この菌の感染経路にはまだ解明されていない部分があるようですが、口-口感染（離乳食の口移しなどで保菌している親から子どもへと感染する）あるいは糞-口感染（ピロリ菌を含む糞便に汚染された水・食品を摂取したこと）が考えられています。

　ピロリ菌は、抗菌薬の服用で除菌することができます。

検査法

● 尿素呼気試験法

　簡単に行える方法で、しかも精度の高い診断法です。診断薬を服用し、服用前後の呼気を集めて診断します。感染診断前と除菌療法後4週目以降に行います。

● 内視鏡を使う方法

　内視鏡検査では、胃炎や潰瘍などの病気があるかどうかを直接観察して調べますが、それと同時に、胃粘膜を少し採取します。

　多く用いられている迅速ウレアーゼ試験のほか、採取した胃の粘膜に特殊な染色をしてピロリ菌を顕微鏡で探す組織診断方法（鏡検法）と、採取した粘膜をすりつぶし培養して判定する方法（培養法）があります。

● 便中抗原法

　便の中にピロリ菌がいるか調べます。

乳酸脱水素酵素(LD)

酵素の数値で臓器の損傷を調べる

血液
検査

検査
概要
乳酸脱水素酵素は、全身に存在する酵素で、糖分をエネルギーに転換する際に働きます。臓器の損傷などを知るために用いられます（この検査だけでは病気を特定できません）。

基準値　　124 〜 222 U/L

 疑われる主な病気・症状

● 基準値の3倍を超すような高値

急性骨髄性白血病、悪性リンパ腫、急性心筋梗塞、劇症肝炎、急性肝炎、肝臓がん、胆道がん、大腸がん、悪性貧血、腎不全

● その他

胃がん、肝臓がん、白血病、伝染性単核症、肺梗塞、皮膚筋炎、進行性筋ジストロフィー、甲状腺機能低下症、薬の副作用(降圧薬、脂質異常症治療薬、ステロイド薬、抗菌薬)

乳酸脱水素酵素(LD)は、糖分をエネルギーに転換するために働く酵素です。全身に存在しますが、とりわけ肝臓、腎臓、心筋、骨格筋、赤血球に多く含まれています。肝細胞が壊れると、肝臓の酵素のALT（GPT、P.66）が血液中に出てくるのと同じように、これらの臓器の細胞が破壊されると、細胞中のLDが血液の中に流れ出てきます。この検査だけで病気を特定することはできませんが、

基準値の5倍近くにもなる場合は、急性肝炎や肝臓がんなどが強く疑われます。心筋梗塞でも高い値を示します。

乳酸脱水素酵素が含まれる臓器

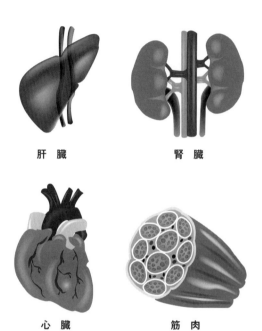

肝 臓　　　　　　　　腎 臓

心 臓　　　　　　　　筋 肉

Doctor's advice

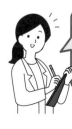

乳酸脱水素酵素は、骨格筋細胞にも含まれているため、激しい運動で軽度上昇してしまうことがあります。検査の前日、当日の運動は控えるようにしましょう。

コリンエステラーゼ(ChE)

血液検査

慢性肝臓病の経過を見る際にも重要な検査

コリンエステラーゼは、肝臓だけで作られる酵素です。そのため、この物質の数値から肝臓の状態を知ることができます。

基準値		
	男性	240～486 U/L
	女性	201～421 U/L

高 疑われる主な病気・症状

● **高頻度で認められる病気・症状**

高血圧症、肥満、高リポたんぱく血症、遺伝性高コリンエステラーゼ血症

● **とくに重大な病気・症状**

ネフローゼ症候群、甲状腺機能亢進症、糖尿病、原発性肝臓がん、脂肪肝

低 疑われる主な病気・症状

● **高頻度で認められる病気・症状**

重症消耗性疾患、栄養不良、中毒、悪液質（悪性腫瘍や白血病が進行した時期に起こる栄養失調で衰弱した状態）、有機リン中毒（殺虫剤、殺菌剤、除草剤）、カーバメイト中毒（殺虫剤）、薬の副作用（睡眠薬、緑内障治療薬、抗血栓薬）

● **とくに重大な病気・症状**

劇症肝炎、急性肝炎、慢性肝炎、肝硬変、転移性の肝臓がん、悪性腫瘍

コリンエステラーゼは酵素の一種で、たんぱく質を作る働きがあります。コリンエステラーゼはアルブミン同様、肝臓においてのみ産生されますので、これらの2つの値は平行して変動します。コリンエステラーゼはほかの肝機能検査に比べて素早く異常値を現すので、肝臓に障害が発生しはじめたことを、敏感に捉えてくれます。また、慢性肝炎や肝硬変などの慢性の肝臓病の経過を見ていく上でも重要な検査です。コリンエステラーゼは肝臓以外には、膵臓、腸、肺、血清などに含まれています。

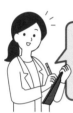

Doctor's advice

農薬や殺虫剤などの有機リンにより、低下する場合があります。肝疾患以外で極端な低下が見られる場合、有機リン中毒の可能性があります。

---

column

もうひとつのコリンエステラーゼ

大脳の命令は神経を介して伝えられます。神経接合部（シナプス）には隙間があり、そこをアセチルコリンと呼ばれる神経伝達物質が移動することで情報が伝達されます。ひとたび情報が伝えられると、この物質を破壊して、後からやってくる伝達物質がスムーズに通過できる道を開けねばなりません。このときに働く掃除屋が、アセチルコリンエステラーゼです。認知症ではアセチルコリンが少なくなるため、アセチルコリンの働きが少しでも確実に行われるように、アセチルコリンエステラーゼの働きを抑える必要があります。ドネペジル、ガランタミン、リバスチグミンといった認知症の薬は、このアセチルコリンエステラーゼの作用を阻害する働きがあります。

血清アミラーゼ(血清-AMY)

血液検査

糖分を分解する消化酵素の血中濃度を確認

検査概要
アミラーゼは、膵臓と唾液腺から分泌される消化酵素です。この数値が高いと、膵臓の管が圧迫されて詰まっている可能性があります。血液に加え、尿を調べる場合もあります。

基準値	44〜132 U/L

高 疑われる主な病気・症状

急性膵炎、慢性膵炎の増悪期、膵臓がん、膵嚢胞、胃・十二指腸潰瘍、肝炎、腹膜炎、イレウス(腸閉塞)、腎機能障害、卵巣腫瘍、子宮外妊娠、長年の飲酒、流行性耳下腺炎、シェーグレン症候群、唾石症

低 疑われる主な病気・症状

慢性膵炎、膵臓がんによる組織の荒廃、膵臓摘除手術後

AMYは消化酵素の一種で、でんぷんなどの糖分を分解します。主に膵臓(膵液)と唾液腺(唾液)から分泌されます。膵液は膵臓で分泌された後、膵管と呼ばれる管を通って十二指腸に流れ出ます。膵臓がんなどで膵管が圧迫されると、分泌された膵液がスムーズに排泄されずにうっ滞して血液中に入り込み、AMYの血中濃度が上昇します。膵臓の炎症では、膵臓の細胞が破壊され、細胞の中にあるAMYが血液中に入り込み、AMYの血中濃度が上昇します。

唾液腺に関しては、流行性耳下腺炎（おたふくかぜ）や唾液腺内に結石ができる唾石症でAMYが上昇します。

AMYは膵臓由来のものと唾液腺由来のものとではタイプが異なりますから、その区別は難しくありません。

原則として血液中のAMYは、腎臓を経由して尿に排泄されます。したがって、血液中のAMYと尿中のAMYの値の高さは同期するものです。まれに、膵臓の病気が疑われているにもかかわらず、血中のAMYの値が低いことがあります。そのようなときには、尿中のAMYの検査も必要です。

膵臓とは？

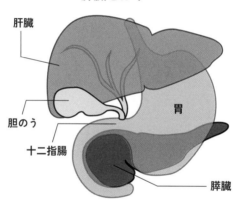

食べ物を消化する膵液を作り、十二指腸に送り出す。また、血液中の糖分の量を調節するホルモンを作り、血液の中に送り出す。胃の後ろあたりに位置し、長さは20cmほどの細長い形をしている。

Doctor's advice

アミラーゼには、2種類のアイソザイム（働きは同じで構造式が異なる酵素）があります。P（膵型）とS（唾液腺型）です。これらを調べることで、膵臓が悪いのか唾液腺が悪いのかが識別できます。

尿素窒素（BUN）

血液検査

肝臓で加工される老廃物・尿素の量を確認

検査概要

たんぱく質が分解されてできる物質が尿素窒素で、血液で腎臓に運ばれ、ろ過され尿として排泄されます。尿素窒素の増減が、腎機能と肝機能に影響を及ぼします。

基準値　　8～20 mg/dL

高↑ 疑われる主な病気・症状

● 高頻度で認められる病気・症状

40 mg/dLを超える場合は腎不全、100 mg/dL以上では尿毒症

● とくに重大な病気・症状

腎臓以外の病気：脱水症、重症心不全、大量の消化管出血、甲状腺機能亢進症、悪性腫瘍、感染症、たんぱく質の摂りすぎ、尿管閉塞、膀胱腫瘍などの閉塞性尿路疾患

腎臓の病気：腎炎、尿毒症、ネフローゼ症候群、腎結石

血液は身体のいたるところから老廃物を収集してきて、腎臓でろ過します。すなわち、体に必要なものは再び血液の中に取り戻し（再吸収）、不要な老廃物は水分と一緒に尿にします。その老廃物のひとつが尿素です。

ヒトがたんぱく質などから取り入れた窒素のうち、過剰分は尿素に加工され老廃物になります。その加工工場は肝臓です。そして、腎臓でろ過され尿中に排泄された成分の半分が尿素です。肝臓の機能が低下すると血液中の尿素の量は減り、腎臓の機能が低下すると血液中の尿

素の量が増えます。

Doctor's advice

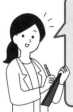

尿中尿素窒素を測定する検査もありますが、そのためには24時間（1日分）の蓄尿が必要です。通常の検尿よりも詳しく正確なことがわかります。ただし、入院中は院内感染の問題があるため、蓄尿する検査は控えるようになりました。

column

腎臓の働き

　腎臓は私たちが生きていくために必要な、次のような仕事をこなしています。

①老廃物の処理：エネルギーとして使われたたんぱく質の燃えかすはアンモニアになり、脳に達すると脳障害を引き起こします。それを防ぐため、アンモニアは肝臓で尿素窒素に変換され、腎臓でろ過されて尿として排出されます。

②体内の水分・電解質の調節：腎臓でろ過された水分の99％は、体の中に戻されます（再吸収）。これにより、体に必要なナトリウムやカリウムといった電解質の濃度が一定に保たれます。

③造血ホルモンの分泌：腎臓はエリスロポエチンと呼ばれる造血ホルモンを出して骨髄に働きかけ、赤血球の生産を促します。腎臓が障害されると、エリスロポエチンの生産が少なくなり貧血が生じます。

④血圧の調節：腎臓の血流が障害されると、血管を収縮させて血圧を上げるアンジオテンシンとよばれる物質を分泌します。腎臓病になるとアンジオテンシンが大量に作られるため、血圧が高くなります。

クレアチンキナーゼ(CK)
(別名：クレアチンホスホキナーゼ、CPK)

血液検査

筋肉の損傷を確認する指標

検査概要

クレアチンキナーゼは、筋肉に存在する酵素です。筋肉に損傷がある場合などに、この値が高値になります。

基準値		
	男性	59 ~ 248 U/L
	女性	41 ~ 153 U/L

高

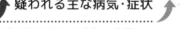
疑われる主な病気・症状

● **高頻度で認められる病気・症状**

心筋梗塞、心筋炎、狭心症、発作性心室頻拍症、筋炎

● **とくに重大な病気・症状**

甲状腺機能低下症、悪性腫瘍、筋ジストロフィー

※激しい運動の直後や、手術、筋肉注射で一時的に値が高くなります。薬の副作用（脂質異常症治療薬スタチン系）によっても上昇します。

低

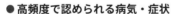
疑われる主な病気・症状

● **高頻度で認められる病気・症状**

甲状腺機能亢進症、高ビリルビン血症、全身性エリテマトーデス(SLE)、慢性関節リウマチ

※筋肉量が減る70歳以上の高齢者や妊婦、経口避妊薬の使用でも値が低くなります。

　身体を動かすためにはエネルギーが必要です。クレアチンキナーゼはそのエネルギーを作る酵素で、心臓の筋肉、骨格筋、平滑筋（内臓を動かす筋肉）、脳などに多く存在します（内臓そのものや血球にはありません）。

　病気によってこれらの筋肉などに障害が発生すると、血液中に酵素が流れ出てきます。事故などで筋肉が長時間挟まれるなどして圧迫されると、その解放後に挫滅症候群（クラッシュ・シンドローム）と呼ばれる状況に陥ることがあります。このとき、血液中のクレアチンキナーゼは著しく上昇します。挫滅症候群は、阪神大震災や東日本大震災の直後に多くの症例が認められました。

　クレアチンキナーゼは、厳密には3種類のアイソザイム（働きは同じで構造式が異なる酵素）と呼ばれるカテゴリーに分類されます。脳や平滑筋に多く含まれるものをCK-BB、心筋に多く含まれるものをCK-MB、骨格筋に多く含まれるものをCK-MMと呼びます。CKはこれらの総称です。

　診療でよく使うのは、CKとCK-MBです。胸痛、胸苦しさがある場合や心筋炎や心筋梗塞を疑う場合は、CKとCK-MBを検査します。CK-MBの基準値は25U/L未満です。

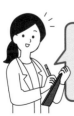

Doctor's advice

激しい筋肉運動をすると、2～3日間はクレアチンキナーゼの値が高くなります。検査を受けるときは、4日前頃から激しい運動は控えてください。

喀痰検査

痰に含まれる細菌・結核菌・がん細胞を確認

検査概要

痰を調べる検査で、肺炎、結核、肺がんなどの病気の診断に用いられます。

痰の中に病的な成分が含まれているかを調べる検査です。肺炎の原因菌や結核菌の有無を調べる喀痰細菌検査と、がん細胞を調べる喀痰細胞診があります。

結核の罹患率は、多くの先進国で、低まん延国の水準である人口10万人当たり10人を下回っています。日本の結核罹患率は2019年11.5人、2020年10.1人でしたが、2021年9.2人となり、低まん延国になりました。これは、コロナ禍で受診控えなどの結果、減少した可能性が考えられます。

患者の痰から多量の結核菌が排出されている結核を喀痰塗抹陽性肺結核といいますが、これらの患者は咳をすることで周囲の人たちへの感染源となりやすい結核です。

喀痰塗抹陽性肺結核の患者が結核患者全体に占める割合は35.8%です。喀痰塗抹陽性肺結核新登録患者数は80歳以上が50.2%もいます。受診が遅れた（症状発現から受診までの期間が2カ月以上）患者の割合は20.8%です。このうち働き盛りの30〜59歳の人は38.9%もいます。

肺がんの場合は、痰の中にがん細胞が排出されることが多いので、喀痰細胞診が重要となってきます。陽性の場合は、腫瘍マーカーや胸部CTなど、さらに詳細な検査を行います。

検査内容

● 喀痰培養

　肺炎の原因となる細菌を特定し、抗生剤の感受性（効くか効かないか）を調べます。

● 喀痰検査《抗酸菌塗抹検査（ガフキー号数）》

　結核または結核の仲間の菌（好酸菌）を染色し、顕微鏡で直接観察する検査です。迅速性に優れていますが、この検査の欠点は、好酸菌を調べているために、結核菌ではない菌にも陽性反応を示してしまう点です。ですが、スクリーニング検査として第一選択であることには違いありません。

基準

　排出している結核菌の量はガフキーの号数で表され、ガフキー1号（少ない）〜ガフキー3号（多い）と判定されます。

● 喀痰細胞診

　採取された痰は、染色されて診断されます。喀痰細胞診では、正常細胞（クラスⅠ）から、がん細胞（クラスⅣ、クラスⅤ）まで、5段階に分類されます。クラスⅡは炎症などが認められますが「がん」ではない場合、クラスⅢは疑陽性で再検査が必要です。

● 肺がん

　愛煙家や血痰がある50歳以上の人では、喀痰検査で500〜1,000人に1人、肺がんが発見されます。

骨型酒石酸抵抗性酸性フォスファターゼ(TRACP-5b)

血液
検査

骨を壊して吸収する働きを確認

検査概要 　骨型酒石酸抵抗性酸性フォスファターゼは、破骨細胞に存在する酵素です。骨吸収（古い骨が壊されること）を調べる検査（骨吸収マーカー）です。

基準値	男性 **170～590** mU/dL
	女性 **120～420** mU/dL (YAM※)

※ YAM：若年成人平均値。20～44歳の健康な女性の骨密度を100%として、自身の数値が何%かを比較した数値。

高 疑われる主な病気・症状

　骨粗鬆症、成長・加齢、転移性骨腫瘍、多発性骨髄腫、パジェット病、副甲状腺機能亢進症

低 疑われる主な病気・症状

　副甲状腺機能低下症、骨形成不全、女性ホルモン過多、副腎皮質ステロイドの長期投与

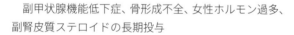

　骨はカルシウムの貯蔵庫です。血中のカルシウムが不足すると、破骨細胞が骨を少し溶かして血中に送り込みます。血中のカルシウムが余ると骨芽細胞が骨に作り直して、溶かしたところを補てんします。骨を溶かすことを骨吸収といいます。補てんする、すなわち骨を作ることを骨形成といいます。骨は古くなると強度が弱くなり

ますので、常に作り変えることで強度を保っています。

　子どものときには骨吸収よりも骨形成が盛んです。その結果、骨が成長し背が伸びるのです。大人になると、骨吸収と骨形成が同じくらいになります。そして、**加齢とともに、骨吸収がより優位となると、骨の密度が下がります。それが骨粗鬆症です。**

　骨吸収を調べる検査（骨吸収マーカー）の代表的なものに、骨型酒石酸抵抗性酸性フォスファターゼ（TRACP-5b）、デオキシピリジノリン（DPD）があります。骨形成を調べる検査（骨形成マーカー）の代表的なものに、骨型アルカリフォスファターゼ（BAP）やI型プロコラーゲン-N-プロペプチド（PNP）があります。

　骨粗鬆症の治療法を決めるにあたり、骨形成マーカーと骨吸収マーカーを測定し、治療薬を選びます。

　治療効果の早期（1～3カ月）判定にも、採血でマーカーをみることで可能です。骨密度（P.148）は半年～1年ごとに測定し、治療効果を判定することができます。

Doctor's advice

骨粗鬆症の治療経過観察、代謝性骨疾患や骨折の併発がない肺がん、乳がん、前立腺がんの骨転移の診断補助としても適用されます。

マトリックスメタロプロテアーゼ-3 （MMP-3）自己抗体検査

血液検査

関節リウマチの活動性を確認

MMP-3は、関節の中の滑膜組織から作られる酵素です。リウマチの診断に補助的に用いられます。

基準値	男性	36.9～121 ng/mL
	女性	17.3～59.7 ng/mL

 高 疑われる主な病気・症状

関節リウマチ

　長年、リウマチの検査といえばリウマチ因子（RF）が目安とされてきました。しかし、リウマチ因子は関節リウマチの患者さんの大部分で陽性になりますが、間違いなく関節リウマチであっても100％陽性になるわけでなく、健康な人でも一部に陽性反応が出るなどの不都合がありました。

　マトリックスメタロプロテアーゼ-3（MMP-3）は、関節リウマチ以外の膠原病においても数値が上昇することが多い難点があります。ですが、関節リウマチの活動性の指標として有用です。MMP-3はC反応性たんぱく（CRP）、赤沈（最近あまり使用されていません）と併せて使われています。

リウマチとは？

関節が炎症を起こし、軟骨や骨が破壊されてしまう病気です。放っておくと関節が変形してしまいます。腫れや激しい痛みも伴います。

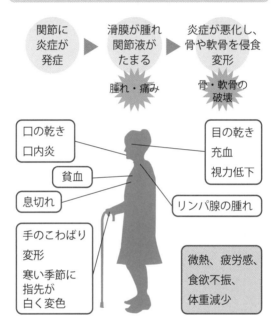

関節に
炎症が
発症
▶
滑膜が腫れ
関節液が
たまる
腫れ・痛み
▶
炎症が悪化し、
骨や軟骨を侵食
変形
骨・軟骨の
破壊

口の乾き
口内炎

貧血

息切れ

目の乾き
充血
視力低下

リンパ腺の腫れ

手のこわばり
変形
寒い季節に
指先が
白く変色

微熱、疲労感、
食欲不振、
体重減少

抗核抗体（ANA）

血液
検査

膠原病のスクリーニング検査

検査
概要

抗核抗体とは、自身の体を構成する細胞の核に対する抗体（自己抗体）の総称です。膠原病などを調べる際に用いられる検査です。

基準値 蛍光抗体法：**40倍未満**

高 疑われる主な病気・症状

膠原病

　膠原病が疑われた場合に、スクリーニング検査として適用されます。抗核抗体とは、細胞の核を構成する成分に対する自己抗体の総称です。言い方を変えれば、何らかの原因により、自分の細胞の中にある大切な核を攻撃してしまう、自分自身が持っている抗体のことです。

　膠原病の患者さんの大部分は、160倍以上の高抗体価を示します。ですが、抗核抗体が陰性（40倍未満）でも膠原病を否定することにならないため、診断には注意が必要です。逆に、抗核抗体が軽度陽性であっても、膠原病を示唆することにはならない場合が少なくありません。

　抗核抗体には複数の種類があります。それぞれが関連する膠原病の病気を以下に示します。

　全身性エリテマトーデス：抗ds,ssDNA抗体、抗RNP抗体、抗Sm抗体

　シェーグレン症候群：抗SS-A,SS-B抗体

　全身性強皮症：抗Scl-70抗体

アレルギー検査
血液、皮膚、負荷検査の3種類

その他
の検査

検査
概要

アトピー性皮膚炎や花粉症など、何らかの
アレルギーがある場合に、どのような物質
に反応するかを調べる検査です。

　主な検査方法は血液検査、皮膚検査、負荷試験の3種
類です。

血液検査

IgE値

　IgEは免疫に関わるたんぱくで、アレルギー体質の人
では高い数値を示します。

　基準値　非特異的IgE（FEIA法）：173 IU/mL以下

　　※18歳以下は年齢別に基準値が異なる

●高いときに考えられる病気・症状

　気管支喘息、アトピー性皮膚炎、アレルギー性鼻炎、
花粉症、寄生虫感染、膠原病、肝臓の病気、IgE骨髄腫

●低いときに考えられる病気・症状

　IgE以外の骨髄腫、慢性リンパ性白血病、サルコイドー
シス、低γ-グロブリン血症、石綿肺

特異的IgE（RAST検査）

　臨床の現場でよく使われている検査です。測定可能な
アレルゲン（アレルギーの原因物質）は、食品では卵白、
卵黄、卵白アルブミン、牛乳、カゼイン、βラクトグロ
ブリン、ピーナッツ、チーズ、大豆、米、小麦、鶏肉な
どです。花粉ではスギ、ヒノキ、カモガヤ、ブタクサが
よくある抗原です。昆虫などでは有名なダニ、ハウスダ

スト、カビ、カンジダなどを調べることが可能です。

特異的IgE値は、原因と思われるアレルギー物質、例えばスギ花粉に関して陽性か陰性か判断する指数です。判定の基準は、0.35 U_A/mL未満ならクラス0で陰性、0.35〜0.70 U_A/mL未満はクラス1で疑陽性、0.70 U_A/mL以上はクラス2以上で陽性になります。100 U_A/mL以上はクラス6で重症と診断されます。

● **高いときに考えられる病気**

気管支喘息、アレルギー性鼻炎、アトピー性皮膚炎、アレルギー性結膜炎、花粉症、蕁麻疹、胃腸アレルギー、寄生虫疾患

好酸球数

血液の中の白血球の中にある好酸球を調べる検査です。好酸球数は本来病気と闘う細胞であり、アレルギー体質の人では高い数値を示します。

乳酸脱水素酵素（LD）

P.126で詳しく触れています。アトピーの湿疹がひどいと、この値も上昇します。

TARC

TARCは、血液中にある特殊なたんぱく質のひとつです。アトピーの湿疹がひどいと上昇します。基準値は、小児では、6〜12カ月：1,367 pg/mL未満、1〜2歳：998 pg/mL未満、2歳以上：743 pg/mL未満、成人：450 pg/mL未満です。成人で700 pg/mL以上あると、中等症以上と診断されます。

皮膚検査

皮膚の上に見られる症状からアレルギー反応の有無を調べることができます。簡便な方法ですが、精密なデータが得られないことと、ごくまれではありますが、アレルギー反応からショックを引き起こす危険があります。

スクラッチテスト、プリックテスト

　検査試薬（アレルゲンエキス）を皮膚に垂らし、痛みがない程度に針先で皮膚に傷をつけて15分程度様子を見ます。アレルギー反応が生じると、傷つけた部分を中心に赤くなります。

皮内テスト

　アレルゲンエキスを皮膚内に微量注射して、15分後の反応を調べます。赤く腫れるなどの皮膚反応があれば陽性です。

パッチテスト

　アレルゲンを肌に貼り付け、丸一日以上置いて反応を見ます。金属アレルギーなどの接触性のアレルギーや、すぐには現れないもののアレルギーが生じうる遅延型のアレルギーを調べる方法です。

食物経口負荷試験

　食物アレルギーの原因を確かめるために、医師の管理のもと、疑われる食品を少しずつ食べてみる方法です。信頼性は高いですが、まれにショック状態をひき起こすことがあります。この方法は、食物アレルギーの診断と、食物アレルギーがよくなったのか（どのぐらい食べても大丈夫か上限を決める）を確認するために必要です。

Doctor's advice

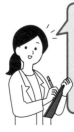

気管支喘息は、小児も好発します。40～60歳代で発症する患者さんもいます。大人の喘息は、小児に比べ完治が難しいと言われています。禁煙や感染症予防、生活習慣を整えることが予防として挙げられます。

イムノグロブリンG4(IgG4)

全身諸臓器の腫大などの有無を確認

血液
検査

検査概要

免疫グロブリンの一種であるIgG4が高値になると、全身のさまざまな臓器が腫れたり、硬くなったりする難病（IgG4関連疾患）が疑われます。

基準値	ラテックス免疫比濁法： **11 ～ 121** mg/dL

　免疫グロブリンのひとつであるIgGは、4つのグループに分類されます。その中の4番目のグロブリンが異常に高くなる病気は、IgG4関連疾患と呼ばれます。**全身諸臓器の腫大（腫れている状態）や結節・肥厚性病変などを認める原因不明の疾患で、指定難病です。**『2020改訂 IgG4関連疾患包括診断基準』では、135 mg/dL以上で高IgG4血症としています。IgG4関連疾患の患者数は、2002年に約900人だったのが、2016年には約13,400人と増加しています。

　罹患臓器としては、膵臓、胆管、涙腺・唾液腺、中枢神経系、甲状腺、肺、肝臓、消化管、腎臓などが多く、自己免疫性膵炎や涙腺唾液腺炎（ミクリッツ病）などが典型的です。生検（組織を顕微鏡で見る）で診断が確定されますが、膵臓のように十分生検で組織がとれない場合、症状とIgG4値、除外診断（よく似た病気の可能性を除外していく診断）でIgG4関連疾患の診断を確定していきます。

無呼吸低呼吸指数（AHI）

中等症以上の人は治療が必要

AHIは1時間の無呼吸回数を示し、睡眠時無呼吸症候群（SAS）の診断に用いられます。寝るときに鼻にマスクを装着し気道に空気を送り込むCPAP療法導入の基準にもなります。

基準値	5 ≦AHI＜15	SAS軽症
	15≦AHI＜30	SAS中等症
	30≦AHI	SAS重症

　無呼吸低呼吸指数（Apnea Hypopnea Index：AHI）は、1時間当たりの無呼吸および低呼吸の回数です。無呼吸低呼吸指数の値が上がるほど、睡眠時無呼吸症候群（Sleep Apnea Syndrome：SAS）の状態がひどくなっていることを示しています。

　『睡眠時無呼吸症候群（SAS）の診療ガイドライン2020』では、**中等症以上の人はCPAPでの治療が必要とされています**。ただし、CPAPの保険が適用されるのはAHIの値が20以上の場合です。扁桃腺が大きい場合は、耳鼻科で手術をすることでAHIが改善したり、肥満の方は痩せるだけで改善することもあります。軽症の方は、マウスピースで寝ている間に舌が落ち込まないようにする治療が保険でできます。

　なお、睡眠時無呼吸症候群では、10秒以上呼吸が停止している状態を無呼吸と定義しています。それに対して低呼吸とは、呼吸が浅く、血液中の酸素量の低下あるいは覚醒反応を伴う場合とされています。

　AHIの値を計測する方法には「簡易検査」と「ポリソムノグラフィー（PSG）」があります。

骨密度
骨粗鬆症の代表的な検査

画像検査

検査概要

骨密度の数値は、健康な若い女性（30歳代）の骨量の平均値と比べて自分が何％かで表され、YAM（Young Adult Mean）値といいます。正常値は80％以上、70〜80％が骨量減少、70％未満になると骨粗鬆症と診断されます。

	YAM値
基準値	**80％以上：正常**
	70〜80％：骨量減少
	70％未満：骨粗鬆症

高 疑われる主な病気・症状

骨粗鬆症

　骨の強度に大きく関わる成分の量を測る検査で、骨折しやすくなる骨粗鬆症の代表的な検査です。とくに腰椎や大腿骨頸部などの質と強度を調べます。

　骨の強度は、「骨密度」7割と「骨質」3割で決定されます。骨密度は、骨に含まれるカルシウムやリン酸塩などのミネラル成分の全体の量で表されます。骨質とは、骨の微細構造や骨代謝状態のことです。

　骨粗鬆症の大部分は、中高齢の女性の閉経後骨粗鬆症です。

　骨量の変化が少ない40代のうちに一度測定をしておくことをお勧めします。骨密度の測定がいよいよ必要となった50代以降の測定時に、過去と現在の数値を比較するのに役立ちます。できる限り同じ施設で検査を受け

ていただければ、数値比較が正確になります。

　骨密度検査法には、デキサ法（DEXA法）、定量的超音波測定法、定量的CT測定法（QCT法）などがあります。

デキサ法（DEXA 法）

　骨密度測定の標準的な方法であり、最も信頼できる検査です。エネルギーの強さの異なる2種類のX線を検査部位に当て、通り抜ける量の違いから骨密度を測定します。基本的な測定部位は、とくに骨折するリスクの高い腰椎や大腿骨頸部や腕の骨になります。誤差が少なく、測定時間が短く（５〜１０分程度）、X線の被ばく線量も少ないというメリットがあります。

定量的超音波測定法

　かかとの骨に超音波を当てて測定します。デキサ法より簡易的な方法になります。超音波を用いる方法は、放射線の被ばくがないというメリットがあります。

定量的 CT 測定法（QCT 法）

　X線CT装置を使った測定法で、骨の部分を海綿骨と皮質骨という構造に分けて、骨を構成する成分の量を測定します。

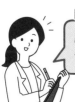

Doctor's advice

脆弱性骨折がある場合は、骨密度のYAM値にかかわらず、薬物療法を行います。

CT検査（コンピュータ断層撮影法）

画像
検査

X線画像をコンピュータで処理

検査
概要

コンピュータで体を輪切りに撮影し、それらの画像から診断する検査です。病気によって、頭部、胸部、心臓、腹部等のCT検査があります。造影剤を使う場合もあります。

　機械的な技術の進歩は、診断技術、治療技術にも革命的な進歩をもたらしました。CTの発明はその典型的な例です。身体にX線を照射し、通過したX線量の差をデータとして集め、コンピュータで処理することで身体の内部を画像化します。

　検査を受けるとき、患者さんはCT装置の動くベッド上に、仰向けに横たわります。通常のX線撮影と同じで、撮影中は体を動かさないようにします。

　CT検査では、通常のレントゲン写真よりも撮影する時間が長くかかりますので、体が動かないようにベルトで固定します。そして、大きな円筒状CT装置の穴の中に、ベッドごと移動します。円筒の中では、X線を出すX線管球と検出器が向き合った形で配置されていて、これが身体の周りをぐるっと回りながら信号を記録します。これを「スキャンする」といいます。いわば、カシャカシャとシャッターを切りながら機械が身体の周りを回るわけです。検査時間は撮影部位によっても異なりますが、約5分から15分です。

　X線管球を連続で回転させながら、同時にベッドを定速移動させることにより、目的の部位をらせん状に1回のスキャンで撮影する方法が主流となってきました（ヘリカル CT、P.152）。この技術により、検査時間が従来のCTよりも大幅に短縮されると同時に、より高精度の

3次元立体画像も得られるようになりました。なお、CT検査でも造影剤を用いることにより、より正確な診断が可能となります。

頭部 CT 検査

　脳腫瘍では、腫瘍の位置・大きさのみならず、種類も推定できます。また、脳血管障害（脳出血、脳梗塞、くも膜下出血など）では、出血・梗塞部位も推定できます。外傷では、頭蓋内ダメージの程度も把握できます。

　スクリーニング検査では多くの場合、単純撮影のみですが、何らかの異常を疑う場合には、単純撮影と造影撮影の両方を行います。まず、単純撮影を行い、次に造影剤（ヨード剤）を2分くらいかけて静脈に点滴注射して造影撮影を行います。検査にかかる時間は10分程度です。ヘリカルCTですと１分かかりません。

胸部 CT 検査

　肺がん、肺炎、肺結核、慢性閉塞性肺疾患（COPD旧称：肺気腫、慢性気管支炎）、気管支拡張症などの検査に適用されますが、とりわけ肺がんの診断に有用です。

　ある医療機関の発表では、胸部CT検診による肺がんの発見率は、胸部X線検診の約13.8倍もありました。メリットが多い検査法ですが、レントゲンに比べて数倍〜数十倍の被ばく線量があることと、息止めが不十分であったり身体を動かしたりした場合は、検査の精度が落ちてしまうというデメリットもあります。

心臓 CT 検査

　心臓の弁、心筋、心膜、大動脈などの異変を見つける

ことができます。高性能CT（320列CTやデュアルソース
CT）と造影剤を使った冠動脈ＣＴも多数行われるように
なってきています。

腹部 CT 検査

　肝臓や胆のう、膵臓の病変や悪性腫瘍の診断に有用で
す。内視鏡やエコーで観察できない腹部臓器の病変を診
断するのに適しています。造影剤を使った検査（ダイナ
ミックCT）では、造影前、造影早期、後期と複数回撮る
ことで、肝腫瘍の鑑別ができます。

ヘリカル CT

　通常のCTではスライスの間隔は5 mmですので、
5 mmよりも小さな病巣の情報が抜けることがあり
ます。その欠点をカバーしたものがヘリカルCTで
す。5 mm間隔の輪切りではなく、X線の放射ビー
ムがらせんを描いて途切れることなく連続して、身
体の周りを進みます。この技術の開発のおかげで、
より微細な病巣を確認できるようになりました。高
精度の見事な三次元画像（立体画像）を得ることもで
きます。

CT 検査の注意事項

　心臓ペースメーカーや埋め込み式除細動器の一部で誤
作動を起こす可能性があるので、検査前にチェックが必
要です。造影剤使用前に、腎機能が低下した方、アレル
ギー体質の方、ビグアナイド系糖尿病治療薬を内服して
いる方は、準備が必要なので、検査を申し込むときに確
認をされます。

核磁気共鳴画像検査(MRI)

X線を使わず磁気・電波で画像処理

強い磁石と電磁波で、体内の断面像を撮影する検査です。さまざまな角度から撮影できるため、各部位の病巣の発見に役立つ検査です。

核磁気共鳴現象を利用して、生体内の状態を画像にする方法です。X線は使わず、強い磁石と電磁波を用いて体内の水素原子が持つ弱い磁気を強力な磁場で揺さぶり、原子の状態をコンピュータを駆使して画像にします。その操作により、体内の状態を断面像として見ることができます。

CT検査と同じように、患者さんはベッドに横になり、磁石の埋め込まれたトンネルの中に送り込まれます。従来のMRI検査機器では、やっと身体が入れるくらいの狭い筒の中に押し込められる感覚であったため、閉所恐怖症の人には適用しにくい面がありましたが、直径が大きく閉所恐怖症の人でも耐えられる装置も開発されています。

体内のさまざまな部位での病巣を発見できますが、とりわけ脳内、子宮、卵巣、前立腺、脊椎、骨などの病巣に関しては、ずば抜けた検査能力を発揮します。

検査のときの注意事項

磁石に反応する金属は画像を乱して撮影に障害をきたし、電子機器を故障させる危険性があります。ヘアピン、イヤリング、指輪、入れ歯、磁気治療器具、カラーコンタクトレンズなどの装身具や金属製品は、取り外す必要

があります。また、人工関節、骨折部位の接合プレート、ボルト、ペースメーカーなどが体に入っている場合は、必ず医師に報告するようにしましょう。体内の金属素材によっては、強力な磁力に引き付けられたときに無理な方向へと関節が曲がり骨折する恐れもあります。このような現状をふまえて、MRI対応ペースメーカーも増えています。

　本格的な刺青だけでなく、タトゥー、アートメイクと呼ばれているものも、金属が混ざった色素が使われている場合は、MRI検査の対象から外されます。

　磁気式のキャッシュカードやプリペイドカードなど、磁気記録メディアにも注意が必要です。 うっかり検査室の中に持ち込んでしまうと、強い磁気の影響を受けてMRI装置に飛んでくっついてしまったり、中の情報が読み取り不能になる可能性があります。

　妊娠中または妊娠の可能性のある女性は、母体にメリットがある場合を除き、原則として妊娠4 〜 12週は、検査を極力避けるように勧められています。

　MRIの利点は、放射線被ばくがない、組織のコントラストが優れている、造影剤を使用しなくても血管などの画像が得られることです。逆に欠点としては、検査時間が長い、体内に金属があると検査を受けられない、閉所恐怖症があると実施しにくいなどです。

　なお、日本は人口100万人当たりにおける医療機関のMRI保有台数が、世界第一位です。

脳 MRI

　脳梗塞、脳腫瘍、脳血管異常の分析が可能です。とりわけ、脳幹部と呼ばれる脳の深い位置での病変の診断は得意とするところです。一方、脳出血の初期の診断は不向きとされています。

頸部には、脳に向かう重要な動脈が複数通っています。頸部MRA（MRIで流れている動脈だけ抽出した画像）は、これらの動脈と動脈分岐部の状態分析に極めて有用です。

CTとの比較

頭部：MRIが圧倒的に優れています。ただし、出血の急性期はCTの方が有用です。

肺：CTが圧倒的に優れています。そもそもMRIは水素すなわちH_2Oに反応する検査方法ですから、空気の多い部分の診断には向いていません。また、息を止めている時間内にMRIの撮影を完了させるのは、まだ技術的に困難です。

腹部（肝臓、脾臓、腎臓など実質臓器）：CTとMRIはほぼ同等です。

子宮、卵巣、前立腺など骨盤領域：MRIが優れています。

整形外科領域：通常MRIが選択されますが、CTの3D画像は優れています。

中耳・内耳などの細かい耳鼻科領域：CTが優れています。

消化管：動きが残る内臓であることから、撮影時間の短いCTが有利です。

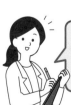

Doctor's advice

MRIは放射線被ばくがないことが特徴ですが、最低30分撮影にかかります。得意な守備領域は脳（出血を除く）、血管、卵巣、子宮、前立腺です。

CT検査とMRI検査の得意な部位

部位	病変・診断目的	CT	MRI
頭部	外傷	◎	◎
	脳出血、くも膜下出血	◎	
	腫瘍		◎
	脳梗塞		◎
	血管病変（動脈瘤）		◎
頸部	腫瘍、炎症	◎	◎
肺	肺がん、肺炎	◎	
縦隔	縦隔腫瘍	◎	
乳腺	乳がん		◎
血管	血管病変		◎
腹部	肝臓、胆のう、膵臓、腎臓	◎	◎
	腸管	◎	
	副腎		◎
生殖器	子宮、卵巣、膀胱、前立腺		◎
脊椎・脊髄	椎間板ヘルニア、外傷、骨折、腫瘍、炎症、変性		◎
骨・関節	骨、関節、軟部組織		◎

ポジトロン断層撮影(PET)

画像検査

微量の放射性物質を使用した画像検査

検査概要 一度に全身の撮影ができる検査で、活発化しているがん細胞の勢いや進行度合いを捉えることができます。

核医学

ごく微量の放射性同位元素(ラジオアイソトープ)で目印をつけた医薬品を用いて、病気の診断や治療をする放射線医学のことを核医学といいます。その核医学の代表がPETです。PET検査の利点は、全身を一度に検査できることです。

PETはPositron Emission Tomography(ポジトロン断層撮影)の略称で、酸素、水、糖分、アミノ酸などにポジトロン核種(放射能を出す放射性同位元素のひとつ)を組み込んだ化合物(PET薬剤)を注射することで、生理・生化学的な画像情報を得られる検査です。最もよく使われる薬剤は、^{18}F-FDGと呼ばれる糖にポジトロン核種を組み込んだ液体です。

がん細胞は、正常細胞の3倍から8倍の糖代謝を行っています。^{18}F-FDGを注射すると、がん細胞に積極的に取り込まれます。PETスキャナーで全身の断面を撮影すると、取り込まれた部位(どこにがんがあるか)を画像が示してくれます。この方法により、がんを早期に発見できるばかりでなく、がん細胞の勢いや進行度合いまでも捉えることができます。

PET検査で最もよく発見されるがんは、甲状腺がんと肺がんです。その他、食道がん、肝臓への転移がん、子

宮がん、卵巣がん、悪性リンパ腫などの発見に有用とされています。

　一方、ブドウ糖を大量に消費する脳、心臓や、検査薬が体外へ排出される腎臓、膀胱では、がんでなくても検査薬がそこに集まってしまいます。このような部位では、周辺部位にがんがあったとしても発見するのは困難です。

　また、炎症がある場所も検査薬の取り込み量が多くなってしまいますから、胃炎と胃がんとの判別は容易ではありません。肝細胞がんや、胃がんの中でも印環細胞がんなど、^{18}F-FDGがあまり集積しないがんもあり、PETでは見つけにくいとされています。

PET-CTの利点について

　PETの弱点を克服する目的で、PETとCTの画像を同時に撮影することができる「PET-CT」という機器が開発されています。PET-CTは、PETとCTとの融合画像が得られるため、病変について形態・機能の両面から詳細に検討を加えることができます（全身どの部位でも調べることができます）。

　現在、がんの早期発見に役立つ検査としては、PET-CTが主流になっています。利点としては、精度の高い診断ができることと、一度にPETとCTの撮影ができるので、別々に撮影するよりも検査時間が短くてすむことです。

ホルモン検査
分泌量で内分泌臓器の状態を把握

血液などから体内のホルモンの分泌量を調べる検査です。視床下部、下垂体、松果体、甲状腺、副甲状腺、副腎、膵臓、卵巣、胎盤、精巣などの内分泌臓器の状態を把握します。

　ホルモンとは、体内の特定の内分泌腺で作られ、血液を介して、あるいは直接的に体内の他の器官に運ばれて、微量で特殊な影響を及ぼす物質です。本来ならば、内分泌臓器は、そこで産生されるホルモンが必要なときに必要なだけ分泌するものですが、腫瘍などがあると内分泌腺からのホルモンの分泌が過剰となって機能亢進（病気）が起こります。内分泌腺の萎縮などがあると、分泌すべきホルモンの量が足りずに機能低下が起こります。**ホルモンの分泌量を調べることにより、内分泌臓器の状態を把握できます。**

　ホルモンの病気として、甲状腺ホルモンが過剰になるバセドー病、膵臓からのインスリンが不足する糖尿病、成長ホルモンが過剰になる末端肥大症などがよく知られています。

下垂体（脳下垂体）

●副腎皮質刺激ホルモン

　副腎皮質を刺激して副腎皮質ホルモンの分泌を促進する。

　基準値　午前7時~10時　7.2 ～ 63.3 pg/mL

●甲状腺刺激ホルモン

　甲状腺を刺激して甲状腺ホルモンの分泌を促進する。

基準値 0.61 〜 4.23 μIU/mL

●性腺刺激ホルモン/黄体形成ホルモン（LH）

卵胞の発育や排卵を促す。

基準値 ［女性］卵胞期1.76 〜 10.24 mIU/mL　排卵期
2.19 〜 88.33 mIU/mL　黄体期1.13 〜 14.22 mIU/mL
閉経後5.72 〜 64.31 mIU/mL
［男性］0.79 〜 5.72 mIU/mL

●性腺刺激ホルモン/卵胞刺激ホルモン（FSH）

卵巣を刺激して卵胞の発育を促す。

基準値 ［女性］卵胞期3.01 〜 14.72 mIU/mL　排卵期
3.21 〜 16.60 mIU/mL　黄体期1.47 〜 8.49 mIU/mL
閉経後157.79 mIU/mL以下
［男性］2.00 〜 8.30 mIU/mL

●成長ホルモン

体の成長に関与するホルモン。小児期に分泌は活発で、
成人になるとほとんど分泌されない。

基準値 男性2.47 ng/mL以下　女性0.13〜 9.88 ng/mL

●プロラクチン

乳汁分泌ホルモンとも呼ばれ、妊娠中は数値が上がる。

基準値 男性4.29 〜 13.69 ng/mL　閉経前女性4.91
〜 29.32 ng/mL　閉経後女性 3.12 〜 15.39 ng/mL

●抗利尿ホルモン

バソプレッシンとも呼ばれ、腎臓の尿細管における水
の再吸収を促進する。

基準値 水制限4.0 pg/mL以下　自由飲水2.8 pg/mL以下

甲状腺・副甲状腺

●甲状腺ホルモン/T_3トリヨードサイロニン

たんぱく質合成やエネルギー代謝、酸素消費などを高
める。

基準値 T_3：0.62 〜 1.16 ng/mL　遊離T_3：2.52 〜

4.06 pg/mL

●甲状腺ホルモン/T₄サイロキシン

たんぱく質合成やエネルギー代謝、酸素消費などを高める。

基準値 T_4：4.53 ～ 8.38 µg/dL　遊離T_4：0.75 ～ 1.45 ng/dL

●カルシトニン

血中のカルシウムの濃度を下げる。

基準値 男性：9.52 pg/mL以下　女性：6.40 pg/mL以下

副腎（腎上体）

●糖質コルチコイド、グルココルチコイド（コルチゾール）

たんぱく質を糖に変換して、糖代謝などをコントロールする。

基準値 午前6時～ 10時　7.07 ～ 19.6 µg/dL

●鉱質コルチコイド、ミネラルコルチコイド（アルドステロン）

体の電解質をコントロールして、血圧および血液量を調節する。

基準値 4.0 ～ 82.1 pg/mL

膵　臓

●インスリン

糖代謝、アミノ酸代謝、脂質代謝などに関与し、血糖値を一定に保つ。

基準値 負荷前1.84 ～ 12.2 µIU/mL

●グルカゴン

血糖を上げる働きがある。

基準値 空腹時5.4 ～ 55.0 pg/mL

卵　巣

●エストラジオール（卵胞ホルモン）

月経終わり頃から排卵にかけて分泌し、子宮の内膜を厚くして、着床しやすくする。

基準値 ［非妊婦］卵胞期28.8 ～ 196.8 pg/mL　排卵期36.4 ～ 525.9 pg/mL　黄体期44.1 ～ 491.9 pg/mL　閉経後47.0 pg/mL以下　［男性］14.6 ～ 48.8 pg/mL ［妊婦］妊娠初期208.5 ～ 4,289 pg/mL　妊娠中期2,808 ～ 28,700 pg/mL　妊娠後期9,875 ～ 31,800 pg/mL

●プロゲステロン（黄体ホルモン）

受精卵が子宮内膜に着床するのを手助けし、妊娠を持続させる。

基準値 ［非妊婦］卵胞期0.28 ng/mL以下　排卵期5.69 ng/mL以下　黄体期2.05 ～ 24.2 ng/mL　閉経後0.33 ng/mL以下　［男性］0.22 ng/mL以下　［妊婦］妊娠初期（4 ～ 13週）13.0 ～ 51.8 ng/mL　妊娠中期（14～27週）24.3～82.0 ng/mL　妊娠後期（28～38週）63.5 ～ 174 ng/mL

胎　盤

●絨毛性ゴナドトロピン

黄体からプロゲステロンを放出させる。

基準値 2.7 mIU/mL以下

精巣（睾丸）

●アンドロゲン（テストステロン）

男性らしい体格・性機能への変化を促す。

基準値 男性1.31 ～ 8.71 ng/mL 女性0.11 ～ 0.47 ng/mL

第3章

がんを診断する
腫瘍マーカー
検査

● 腫瘍マーカーとは

腫瘍マーカーとは、がんの進行とともに増加する物質（生体因子）のことで、主に血液中に遊離する量によってがんの存在を推測できます。多くの腫瘍マーカーは、健康な人でも血液中に存在するため、これだけで診断を確定できませんが、画像では見えない小さながんを発見できる場合もあります。

臓器別腫瘍マーカー

臓器	検査	掲載頁	検査	掲載頁	検査	掲載頁
肺がん	CEA	165	CA19-9	167	SCC	170
	CYFRA	171	ProGRP	173	SLX	178
	CA15-3	179	BFP	180		
食道がん	CEA	165	SCC	170	抗p53抗体	183
胃がん	CEA	165	CA19-9	167	CA15-3	179
肝臓がん	CA19-9	167	DUPAN-2	175	AFP	176
	AFP-L3%	176	PIVKA-II	177	SLX	178
	SPan-1抗原	182				
胆道・胆がん	CEA	165	CA19-9	167	CA125	169
	DUPAN-2	175	SLX	178	SPan-1抗原	182
膵臓がん	CEA	165	CA19-9	167	CA125	169
	IRE	174	DUPAN-2	175	SLX	178
	SPan-1抗原	182				
大腸がん	CEA	165	CA19-9	167	SLX	178
	Span-1抗原	182	抗p53抗体	183		
乳がん	CEA	165	CA19-9	167	CYFRA	171
	CA15-3	179	抗p53抗体	183		
卵巣がん	CEA	165	CA19-9	167	CA125	169
	CYFRA	171	SLX	178	CA15-3	179
	BFP	180	ICTP	181		
子宮がん	CEA	165	CA125	169	SCC	170
	BFP	180				
前立腺がん	PSA	168	CA15-3	179	BFP	180
甲状腺がん	CEA	165				
白血病	sIL-2R	172				
転移・骨転移	sIL-2R	172	ICTP	181		
皮膚がん	SCC	170				
尿路上皮がん	NMP22	184				

がん胎児性抗原（CEA）

血液検査

悪性疾患や再発の早期発見などに有用

 検査概要

CEAは、がん全般について反応を示すたんぱく質で、がんのスクリーニング検査として広く用いられています。

基準値	**5.0 ng/mL以下** 判定：基準値の2倍で陽性

 高 疑われる主な病気・症状

● 陽性率の高いがん

大腸がんで50 〜 70%、膵臓がん・胆道がん・肺がんで40 〜 60%、胃がんで30 〜 40%

● その他

食道がん、甲状腺がん、子宮がん、卵巣がん、乳がん、尿路系がんなど（基準値の4倍になると、転移がんも念頭に置く必要がある）

※がんでなくても、炎症性の腸疾患、慢性呼吸器疾患、糖尿病、慢性肝炎、肝硬変、閉塞性黄疸の場合でも高い値を示すことがあります。喫煙でも上昇することがあります。一方、肉腫、白血病、悪性リンパ腫などの陽性率は数%に過ぎません。

CEAは、胎児では消化器細胞に限定して見られるたんぱく質の一種で、出生後の健常な人の血液にはほとんど認められない物質です。胎児の消化器細胞にあって問題のないCEAですが、成人である場合は、大腸がんや胃がんなどの消化器がんが疑われます。とはいえ、このCEA

はさまざまな部位のがんで高い値を示すため、検査の結果判定が陽性であっても、がんがどこにあるのかを示す「臓器特異性」を示すことにはなりません。加えて、悪性腫瘍の半数で陰性になってしまう欠点があります。

それでも臨床的には価値がある検査であり、スクリーニング検査として普及しています。その理由は、さまざまな悪性疾患を検査できる幅広い性質を持っていること、そして手術後の経過観察や再発の早期発見、治療効果の判定にも有用だからです。

がん以外で CEA 値が高く出る場合

炎症性の腸疾患	腎不全
慢性呼吸器疾患	肺結核
糖尿病	潰瘍性大腸炎
慢性肝炎	閉塞性黄疸
肝硬変	喫煙
膵炎	など

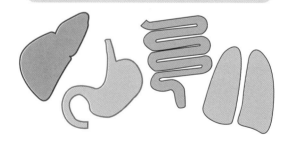

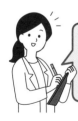

Doctor's advice

広い領域にわたってがんの検出に有用です。基準値の2倍以上のCEAが検出された場合は、消化器がんの可能性が高いとみなされます。

糖鎖抗原19-9(CA19-9)

血液検査

がん再発の早期発見などの分析に有用

検査概要

CA19-9は膵管や胆管、消化管や気管支腺、子宮内膜などにあるたんぱく質です。膵臓がんや消化器系のがんの腫瘍マーカーとして用いられます。

| 基準値 | 37.0 U/mL以下 |

高 疑われる主な病気・症状

　膵臓がん、胆道がん、胃がん、大腸がん、肝臓がんでは高値を示します。また、肺がん、乳がん、卵巣がんなどでも陽性を示します。

　CA19-9、CA125（P.169）、CA50などが同時に高値の場合には、婦人科系の病気が考えられます。例えばCA19-9とCA125がともに異常値を示す場合は、卵巣がんの可能性が高くなります。

　若い女性では基準値よりもやや高い値を示す傾向があり、子宮内膜症や奇形腫（卵巣嚢腫）ではCA125も高くなります。肝硬変、肝炎、慢性膵炎、胆石症などでも高値を示します。

　消化器系のがん一般で増加しますが、膵臓がんや胆のう・胆管がんなどでは、80%近い陽性率になります。手術で取り切れていないがんのその後の経過、再発の早期発見、転移を含めたがんの勢い、治療効果の推移などの分析に有用です。

前立腺特異抗原（PSA）

前立腺から分泌されるたんぱく質

検査概要　PSAは、前立腺から分泌されるたんぱく質です。前立腺がんの腫瘍マーカーとして用いられます。

基準値	50～64歳：3.0 ng/mL以下
	65～69歳：3.5 ng/mL以下
	70歳以上：4.0 ng/mL以下

高 疑われる主な病気・症状

　前立腺がん、前立腺肥大症、前立腺炎
※4.0 ng/mL以上で前立腺の病気が考えられます。いわゆるグレーゾーンはPSA値4～10 ng/mLですが、この範囲でも生検で約30%、前立腺がんが発見されています。

　PSAは前立腺そのものから分泌されるたんぱく質で、精液の粘度を調整して精子の運動を助ける働きがあるといわれています。したがって、健常者でも血液中にごく少量認められることがあります。この抗原は前立腺がんの初期に陽性率が高く、数値の変動が病気の程度をほぼ正確に示していますので、手術で取り切れていないがんの経過、再発の早期発見、転移を含めたがんの勢い、治療効果の推移などの分析に有用です。

Doctor's advice

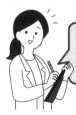

前立腺がんは、死亡原因の上位にランク入りしつつある、患者数の多い疾患です。早期発見、早期治療が必須です。

糖鎖抗原（CA125）

血液検査

卵巣がんの経過確認や再発の早期発見などに有用

検査概要

CA125は、胎児の卵巣上皮にあるたんぱく質です。主に婦人科領域の病気（卵巣がん、子宮がんなど）の腫瘍マーカーとして用いられます。

基準値 35.0 U/mL以下

高 疑われる主な病気・症状

卵巣がん、子宮がん、膵臓がん、胆道がん

※子宮内膜症の50～75%で高値を示すことから、その補助診断としても用いられます。子宮内膜症では、35～100U/mL程度に上昇します。

胎児の身体を覆う上皮である卵巣上皮に存在するたんぱく質の一種で、出生後の健常な人の血液にはほとんど認められない物質です。

婦人科領域の病気、とくに卵巣がんで特異的に高値を示します。がんの診断が確定した後、手術で取り切れていないがんのその後の経過、再発の早期発見、転移を含めたがんの勢い、治療効果の推移などの分析に有用です。CA602とともに用いられます。妊娠初期や月経時、閉経前などに一過性の上昇が見られます。

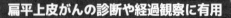

扁平上皮がん関連抗原（SCC）

扁平上皮がんの診断や経過観察に有用

検査概要

SCCは、扁平上皮がんで生産される特異なたんぱく質です。扁平上皮がんの腫瘍マーカーとして用いられます。診断確定後のがんの状態の分析に有用です。

基準値	**1.5** ng/mL以下

高 ↑ 疑われる主な病気・症状

扁平上皮がん（子宮がん、肺がん、食道がん、皮膚がんなど）

SCCは、子宮頸がんの中でも扁平上皮がんと呼ばれる種類のがんから抽出されたたんぱく質の一種で、扁平上皮がんで特異的に大量に産生される物質です。がんの診断が確定した後、手術で取り切れていないがんのその後の経過、再発の早期発見、転移を含めたがんの勢い、治療効果の推移などの分析に有用です。

新生児では約7 ng/mLの高値を示し、生後2年間は2〜3 ng/mLで推移します。

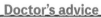

Doctor's advice

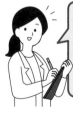

採血のときに何度も針を刺し直すと、陽性に出てしまうことがあります。人工透析の患者さんも、いくつか腫瘍マーカーが上昇することが知られています。SCCもそのひとつです。

サイトケラチン 19 フラグメント(CYFRA)

がん細胞で水に溶ける性質を利用した検査

血液検査

検査概要

CYFRAは、ある種のがん細胞に対して水溶性になるたんぱく質です。肺がんなどの腫瘍マーカーとして用いられます。

基準値　**2.2 ng/mL以下**

高 ↑ 疑われる主な病気・症状

卵巣がん、肺扁平上皮がん、肺腺がん、乳がん、肺小細胞がん

たんぱくの一種で、正常な組織の中では不溶性（水に溶けない性質）ですが、ある種のがん細胞に対しては水に溶ける性質になります。その特徴を逆に利用した検査法で、肺がんに特徴的に高い値を示します。この物質は、がんでない病気では高くならないことが優れた点です。がんの診断が確定した後、手術で取り切れていないがんのその後の経過、再発の早期発見、転移を含めたがんの勢い、治療効果の推移などの分析にも有用です。

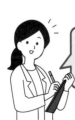

Doctor's advice

肺の扁平上皮がんでは、約80%もの陽性率になります。

可溶性インターロイキン2レセプター(sIL-2R)

免疫細胞から分泌されるたんぱく

血液検査

検査概要

インターロイキンは、免疫システムの細胞から分泌されるたんぱくのひとつで、自己免疫疾患に罹ると活発に分泌されます。sIL-2Rは、悪性リンパ腫の腫瘍マーカーとして用いられます。

基準値　　122 ～ 496 U/mL

高 疑われる主な病気・症状

2,000 U/mL以上：悪性リンパ腫、成人T細胞性白血病を強く支持する

497～2,000 U/mL：悪性リンパ腫、成人T細胞性白血病、急性リンパ球性白血病、エイズ、全身性エリテマトーデス（SLE）、ホジキンリンパ腫、血球貪食症候群、間質性肺炎、関節リウマチなどの膠原病、肝炎・伝染性単核球症などのウイルス感染症

インターロイキンは免疫システムの細胞から分泌されるたんぱくで、細胞間の情報伝達に必要な物質です。そのひとつであるsIL-2Rは、造血器悪性腫瘍（白血病など）、レトロウイルス感染症（後天性免疫不全症候群［エイズ］など）、リウマチ、膠原病（全身性エリテマトーデス［SLE］など）などの自己免疫疾患で活発に分泌されます。

sIL-2Rは悪性リンパ腫で高い値を示すため、主にその診断や治療効果の判定に使われます。ある白血球が他の白血球を破壊して食べてしまう、極めてまれな病気である血球貪食症候群でも、sIL-2Rは診断の指標となります。

ガストリン放出ペプチド前駆体(ProGRP)

血液検査

肺小細胞がんから分泌される物質

検査概要

ProGRPは、ガストリン(消化管ホルモンのひとつ)の放出を促す物質の前駆体(ある物質が生成される前段階にある物質)です。肺小細胞がんなどの腫瘍マーカーとして用いられます。

基準値	81.0 pg/mL未満

高 疑われる主な病気・症状

肺小細胞がん、腎不全、肺炎

ガストリンとは胃粘膜の細胞から分泌される消化管ホルモンのひとつで、胃液の分泌を促進します。ガストリンの放出を促すペプチドと呼ばれる物質は、肺がんでも産生されます。肺がんは組織学的に、腺がん、扁平上皮がん、大細胞がん、小細胞がんの4つに分類されます。そのうち小細胞がんから、この物質が分泌されます。肺小細胞がんで特異的に陽性に出ますが、良性の病気では陽性を示すことはまずありません。手術で取り切れていないがんの経過、再発の早期発見、転移を含めたがんの勢い、治療効果の推移などの分析に有用です。

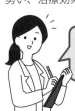

Doctor's advice

肺小細胞がんでは比較的早期の場合でも陽性となる、信頼性が高い検査です。

エラスターゼ1（IRE）

血液検査

動脈や腱などを分解する酵素の数を確認

検査概要

たんぱく質を分解する酵素のひとつです。膵臓がんのスクリーニング検査に用いられます。

基準値	300 ng/dL以下

高 疑われる主な病気・症状

膵臓がん、急性膵炎、慢性膵炎

　エラスターゼ1は、動脈の壁や筋肉の腱を構成するエラスチンと呼ばれるたんぱく質を分解する酵素です。エラスターゼ1は膵臓、大動脈、白血球、血小板などに存在しています。エラスターゼ1は早期の膵臓がんに反応して数値が上昇しますので、膵臓がんのスクリーニングに有用です。

　しかし、エラスターゼは膵臓以外の臓器でも産生される酵素ですので、エラスターゼ1が高いからといって、膵臓がんとは限りません。

　この値が高いときには、膵臓がんに特異性を示すCA19-9（P.167）を調べたり、画像診断の併用が必須です。

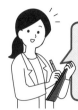

Doctor's advice

慢性膵炎が進行して膵臓のダメージがひどい場合には、膵臓がんができていてもエラスターゼ1の血中濃度が上がらないことがあります。

膵臓がん関連糖たんぱく抗原 （DUPAN-2）

糖たんぱくの血中濃度を確認

 各種消化器管、膵管、胆管、気管などの上皮細胞に存在する抗原です。主に膵臓がんの腫瘍マーカーとして用いられます。

基準値	150 U/mL以下

 高 ↑ 疑われる主な病気・症状

膵臓がん、肝臓がん、胆がん

その名の通り、膵臓がんで高い陽性率を示しますが、肝臓がんや胆がんでも高くなります。その一方で、食道がん、胃がん、大腸がんなどの消化器がんでは、陽性率が低いという特徴があります。膵臓の病気であっても、膵臓炎では急性・慢性ともにほとんどが低値ですが、400U/mL以上では悪性腫瘍の可能性が高まります。

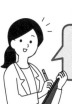

Doctor's advice

慢性肝炎、肝硬変、胆石症、消化管潰瘍でも陽性になることがあります。

AFP/AFP レクチン分画 （AFP-L3%）

血液
検査

肝細胞がんの代表的な腫瘍マーカー

検査
概要

AFPは、胎児の血液中に存在するたんぱく質です。肝細胞がんの腫瘍マーカーとして用いられます。AFP-L3%は、AFP検査の欠点を改善し、がんに対する判定の精度を高めた検査です。肝細胞がんなどの腫瘍マーカーとして用いられます。

基準値	AFP　**10.0** ng/mL以下
	AFP-L3%　正常 **0～10%**

α-フェトプロテイン（AFP）は、がん胎児性たんぱくの代表的な腫瘍マーカーで、主に胎児の肝細胞と成人の肝細胞がんで産生されます。肝細胞がんの早期診断のスクリーニング検査として用いられ、肝細胞がんの経過観察や治療効果の判定および予後判定に有用です。

AFP分子につく糖鎖（糖が結合し鎖状に連なった物質）は、がん化に伴い変化します。その変化をレクチン（LCA）との結合性を利用して検出するのがAFPレクチン分画（AFP-L3%）検査です。AFPはLCA非結合性分画（L1）、弱結合性分画（L2）、結合性分画（L3）の3つに分かれ、肝硬変では主にL1、肝細胞がんではL3が増加します。総AFPに対するAFP-L3の割合を示したものがAFP-L3%で、肝細胞がんの進行度合いを詳しく確認することができます。

ビタミンK欠乏性たんぱく-Ⅱ（PIVKA-Ⅱ）

血液検査

肝臓がん細胞が作る特殊な凝固因子

検査概要

PIVKA-Ⅱは、特殊な凝固因子（出血を抑える
たんぱく質）です。肝臓がんの腫瘍マーカー
として用いられます。

基準値	40 mAU/mL未満

高 疑われる主な病気・症状

肝臓がん、ビタミンK欠乏症（乳児）

　出血を止めるには、多くの種類の凝固因子と呼ばれる
物質が不可欠です。凝固因子は正常な肝臓の細胞の中で
作られ、肝臓のがん細胞の中では作られません。凝固因
子の中には、ビタミンKがないと作れないものがありま
すが、肝臓のがん細胞はビタミンKがなくても、特殊な
凝固因子を作ることができます。その因子はPIVKA-Ⅱ（ピ
ブカツー）と呼ばれ、それがあるということは、肝臓に
がん細胞が存在することを示唆します。手術で取り切れ
ていないがんの経過、再発の早期発見、転移を含めたが
んの勢い、治療効果の推移などの分析に有用です。

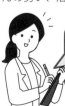

Doctor's advice

肝細胞がんでは陽性率は50％を超えます
が、肝硬変では10％以下ですから、鑑別
診断に使うことができます。

シアリル Le^x-i 抗原(SLX)

肺がんや膵臓がんなどの腫瘍マーカー

検査概要 SLXは、がん細胞と血管内皮細胞を接着する働きがあります。その働きを利用し、肺がんや膵臓がんなどの腫瘍マーカーとして用いられます。

基準値	38 U/mL以下

高 疑われる主な病気・症状

肺がん、膵臓がん、胆道がん、大腸がん、卵巣がん

　胎児の発育が始まった早い時期に認められる特異的な抗原であることから、第1号シアリルSSEA-1抗原とも呼ばれます。この物質には、がん細胞と血管の内面の壁をくっつける働きがあります。そのことから、がん細胞は血液の流れを介して転移する機能を持っていると考えられています。たんぱく質の一種で、出生後の健常な人の血液にはほとんど認められない物質です。がんの診断が確定した後、手術で取り切れていないがんのその後の経過、再発の早期発見、転移を含めたがんの勢い、治療効果の推移などの分析に有用です。

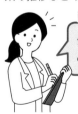

Doctor's advice

がんではない良性疾患での偽陽性率は低いので、がんに特異的な検査です。

糖鎖抗原 15-3（CA15-3）

血液検査

乳がんに対する特異性が高い腫瘍マーカー

 検査概要 CA15-3は、血液中に含まれる2種類の抗体の抗原を調べる検査です。乳がんなどの腫瘍マーカーとして用いられます。

基準値	28 U/mL以下

高 疑われる主な病気・症状

乳がん、卵巣がん、前立腺がん、肺がん、子宮内膜症、骨盤炎症性疾患、肝炎

乳腺以外のがんでは異常値を示しにくい、乳がんに対する特異性が高い腫瘍マーカーです。CEA（P.165）とともに乳がんで最も知られているマーカーです。

初期の乳がんではほとんど陽性を示しませんが、がんの診断が確定した後、手術で取り切れていないがんのその後の経過、再発の早期発見、転移を含めたがんの勢い、治療効果の推移などの分析に有用です。とくに転移性乳がんに陽性率が高いことが知られています。

加齢とともにやや上昇傾向を示しますが、妊娠前期には低値となります。

Doctor's advice

乳がんの転移では、転移した先の臓器によって上昇値が異なります。肝臓や肺では75%の確率で陽性ですが、骨やリンパ節への転移では30%にすぎません。

塩基性フェトプロテイン(BFP)

泌尿器がん、生殖器がんの腫瘍マーカー

検査概要

BFPは、胎児の血清、腸、脳組織にあるたんぱく質の一種です。泌尿器がん、生殖器がんの腫瘍マーカーとして用いられます。

基準値　75 ng/mL未満

高 ↗ 疑われる主な病気・症状 ↗

泌尿器がん、生殖器がん（前立腺がん、睾丸腫瘍、卵巣がん、子宮がん）、消化器がん、肺がんなど
※がんの種類による特異性は低く、肝炎、肝硬変、子宮疾患、前立腺疾患などの良性疾患でも疑陽性になります。

胎児の血清、腸、脳組織に存在するたんぱく質の一種で、出生後の健常な人の血液にはほとんど認められない物質です。

BFPは、泌尿器がん、生殖器がんをはじめとするさまざまながん組織に幅広く分布し、血液中にも出てくるため、腫瘍マーカーとして用いられています。がんの種類による特異性は低く、良性疾患でも疑陽性になります。

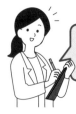

Doctor's advice

CEA に次いで、広い領域にわたってがんの検出に有用な検査です。

I型コラーゲンC-テロペプチド（ICTP）

血液検査

悪性腫瘍の骨転移を調べる

検査概要

I型コラーゲンは骨を作るたんぱく質で、骨が壊されて血液中に放出されたものがICTPです。悪性腫瘍の骨転移などの腫瘍マーカーとして用いられます。

基準値	4.5 ng/mL未満

高 疑われる主な病気・症状

転移性骨腫瘍、多発性骨髄腫、骨パジェット病、関節リウマチ、副甲状腺機能亢進症、甲状腺機能亢進症、骨折、骨軟化症、卵巣がん、炎症性消化器疾患、肝線維化、強皮症

骨は、コラーゲンでできた土台に、骨を作る骨芽細胞がカルシウムをくっつけて形成されます。このときに使われるカルシウムは、食べ物から摂取されたものと、古くなった骨を解体する破骨細胞が壊した「廃品」から取り出したものとがあります。骨を作るコラーゲンの中で最も多いものはI型コラーゲンと呼ばれ、骨が壊されると血液中にこのI型コラーゲンが放出されます。それがICTPです。骨ががんの転移などによって破壊されると、ICTPは高くなります。ICTPは尿中に排泄されるため、腎臓の機能が悪いと高い値を示します。

SPan-1抗原

膵臓がんとの鑑別診断の指標に有用

血液
検査

検査
概要

SPan-1抗原は、膵臓がんなどの消化器がん
の腫瘍マーカーとして用いられます。

基準値	30 U/mL以下

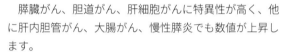

高 疑われる主な病気・症状

膵臓がん、胆道がん、肝細胞がんに特異性が高く、他に肝内胆管がん、大腸がん、慢性膵炎でも数値が上昇します。

がんがある程度大きくならないと数値が上がらないことと、膵炎、肝炎、肝硬変などでも陽性を示すという欠点があります。

SPan-1抗原は主に膵臓がんなどの消化器がんに存在し、正常な膵臓、腎尿細管、胆管上皮、気管上皮にもわずかに存在します。検査の意義としては、膵臓がんなどで高い陽性率を示す一方、良性疾患での陽性率は低いという特性があります。ですから、膵臓がんとの鑑別診断の指標に有用で、治療効果のモニタリングとしても用いられます。

膵臓がん、肝細胞がんの陽性率は、CA-50と類似しています。肝炎・肝硬変に対する偽陽性率はCA19-9(P.167)よりも高いですが、慢性膵炎での偽陽性率は低いです。

抗p53抗体

がんの早期診断に有用

血液検査

 p53遺伝子はがんを抑制する遺伝子で、遺伝子変異を起こしたときに産生されるのが抗p53抗体です。がんの早期発見の腫瘍マーカーとして有用な検査です。

基準値 **1.30** U/mL以下

高 疑われる主な病気・症状

食道がん、大腸がん、乳がん

p53遺伝子はがん抑制遺伝子ですから、がんの過半数で変異型p53たんぱくと呼ばれる物質が出現します。その変異型p53たんぱくがたまってくると、病気の早期の段階から、患者さんの血清中に抗p53抗体が出現してきます。

したがって、抗p53抗体は、ほかの腫瘍マーカーでは検出できない早期のがんも検出できるという特性があります。加えて、ほかの病気で陽性になることが少ないため、がんの早期診断に有用です。

抗p53抗体はさまざまながんを検出しますが、とりわけ食道がん、大腸がん、乳がんの診断に用いられ、治療効果の判定や術後の経過判定に有用です。

尿中核マトリックスプロテイン22 (NMP22)

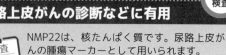

尿路上皮がんの診断などに有用

検査概要 NMP22は、核たんぱく質です。尿路上皮がんの腫瘍マーカーとして用いられます。

基準値	12.0 U/mL以下

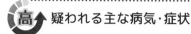

高 ↗ 疑われる主な病気・症状 ↗

尿路上皮がん(膀胱がんおよび腎盂尿管がん)

NMP22は、細胞の核の中に存在するたんぱく質です。そのたんぱく質が、がんによる細胞の死により、核の中から流れ出て体液中に出現したものとされています。

関連するがんは尿路上皮がん(膀胱がんおよび腎盂尿管がん)ですので、NMP22は尿中に現れます。

尿中のNMP22濃度を測定することで、尿路上皮がんの診断、膀胱がんの治療経過の観察、がん再発の発見などに有用です。

索引

あ

か

さ

た

な

は

ま

ら

参考文献

・公益社団法人日本人間ドック学会
「判定区分　2022年度版」
https://www.ningen-dock.jp/wp/wp-content/
uploads/2013/09/2022hanteikubun.pdf

・国立がん研究センター中央病院臨床検査科
「臨床検査基準値一覧（2021年8月版）」
https://www.ncc.go.jp/jp/ncch/division/clinical_trial/info/
clinical_trial/professional/kijunchi_ichiran_2108.pdf

・東京大学医学部附属病院検査部
「検体検査基準値（主要項目のみ）（2021年6月4日第15版）」
https://www.ims.u-tokyo.ac.jp/tr/insp/ref/ref_15.pdf

・株式会社エス・アール・エル
『総合検査案内 2022-2023』

著者プロフィール

著者●亀山祐美（かめやま・ゆみ）
東京大学医学部附属病院 認知症センター副センター長

　1998 年、東京女子医科大学医学部卒業。医師・医学博士。98 ～ 99 年、フランス・ストラスブール大学病院神経内科留学。帰国後、東京大学保健・健康推進本部助教、東京大学医学部附属病院老年病科助教を経て、2020 年、東京大学医学部附属病院特任講師。現在、同院認知症センター副センター長（講師）。

　日本内科学会認定医・指導医、日本老年医学会評議員・専門医指導医、日本認知症学会専門医指導医、日本老年精神医学会専門医指導医、日本脳血管・認知症学会評議員・監事、日本性差医学・医療学会評議員・認定医。梅田悦生の次女。日本ソムリエ協会認定ワイン・エキスパート資格者。

著者●梅田悦生（うめだ・よしお）
赤坂山王クリニック元院長

　1967 年、大阪市立大学医学部卒業。医師・医学博士。69 ～ 72 年フランス・ストラスブール大学医学部附属病院耳鼻咽喉科留学。帰国後、母校、東京労災病院、埼玉医科大学病院、国立病院医療センター、関東中央病院などを経て、2022 年まで、赤坂山王クリニック院長。

　主な著書に『医者からもらった薬の副作用』『めまい』『病気のメカニズム』『果物はすべてクスリ（共著）』(以上、同文書院)、『当直医実践マニュアル（共著)』『今日の治療薬 2015 ～ 2021（分担執筆)』（以上、南江堂）などがある。

　1989 年、ワイン・アドバイザー資格取得。以来、ワイン学教育職兼務。1992 ～ 2002 年アカデミー・デュ・ヴァン、2003 年～レコール・デュ・ヴァン校長、現在に至る。日本におけるワイン教育学の草分けの一人。ワイン関連の著書に『ソムリエ試験実戦対策講座』『初級ソムリエ講座（共著)』(以上、時事通信）などがある。

ひと目でわかる **検査数値**
改訂第二版

著　者●亀山祐美 / 梅田悦生
発行者●宇野文博
発行所●株式会社同文書院
　　　　〒112-0002
　　　　東京都文京区小石川 5-24-3
　　　　TEL 03-3812-7903
　　　　FAX 03-3830-0438
　　　　振替 00100-4-1316
印刷所●モリモト印刷株式会社
製本所●モリモト印刷株式会社